ÉTUDE CLINIQUE

SUR LE

TRAITEMENT DE QUELQUES COMPLICATIONS

DES

RÉTRÉCISSEMENTS DE L'URÈTHRE

RÉTRÉCISSEMENTS INFRANCHISSABLES OU DIFFICILES A FRANCHIR,

Compliqués d'infiltration urineuse, d'abcès urineux, de fistules urinaires,

Avec observations recueillies à l'hôpital Necker

PAR

Édouard MARTIN,

Docteur en médecine de la Faculté de Paris,
Ancien interne des hôpitaux de Paris,
Prix Civiale (1874),
Membre de la Société anatomique.

TRAVAIL COURONNÉ PAR LA COMMISSION DU PRIX CIVIALE
POUR L'ANNÉE 1874.

PARIS

J.-B. BAILLIÈRE ET FILS, LIBRAIRES-ÉDITEURS,

Rue Hautefeuille, 19, près le boulevard Saint-Germain.

—

1875

ÉTUDE CLINIQUE

SUR LE

TRAITEMENT DE QUELQUES COMPLICATIONS

DES

RÉTRÉCISSEMENTS DE L'URÈTHRE

RÉTRÉCISSEMENTS INFRANCHISSABLES OU DIFFICILES A FRANCHIR,

Compliqués d'infiltration urineuse, d'abcès urineux, de fistules urinaires,

Avec observations recueillies à l'hôpital Necker

PAR

Édouard MARTIN,

Docteur en médecine de la Faculté de Paris,
Ancien interne des hôpitaux de Paris,
Prix Civiale (1874),
Membre de la Société anatomique.

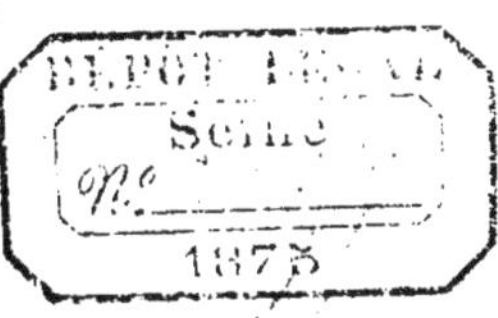

TRAVAIL COURONNÉ PAR LA COMMISSION DU PRIX CIVIALE
POUR L'ANNÉE 1874

PARIS
J.-B. BAILLIÈRE ET FILS, LIBRAIRES-ÉDITEURS,
Rue Hautefeuille, 19, près le boulevard Saint-Germain.

1875

TABLE DES MATIÈRES.

ÉTUDE CLINIQUE

SUR LE

TRAITEMENT DE QUELQUES COMPLICATIONS

DES

RÉTRÉCISSEMENTS DE L'URÈTHRE

AVANT-PROPOS.

L'étude du traitement des rétrécissements de l'urèthre a déjà été l'objet d'un grand nombre de travaux. Leurs auteurs ont eu principalement pour but d'étudier ou de préconiser les méthodes du traitement applicables à la généralité des cas. Parmi eux, deux de mes anciens collègues et amis, les Drs Reverdin et Curtis, dans deux excellents mémoires couronnés par le commission du prix Civiale ont étudié, le premier, l'uréthrotomie interne; le deuxième, la dilatation, et posé les indications de ces divers modes de traitement. Nous n'avons pas l'intention d'étudier à nouveau une méthode particulière de traitement; nous voulons seulement envisager, au point de vue clinique, certains cas difficiles ou compliqués, pour lesquels les notions générales ne suffisent plus, dans lesquels on a beaucoup moins à discuter le choix d'une méthode, qu'à savoir convenablement mettre en œuvre un ensemble de moyens.

Ces cas difficiles ou compliqués ne sont pas rares dans la pratique; tous les praticiens peuvent s'attendre à les voir se poser inopinément devant eux. Il nous a paru qu'il ne serait peut-être pas sans utilité de grouper dans un même travail l'étude de ces difficultés et de ces complications; de montrer quels sont les moyens à mettre en œuvre, et autant que faire se pourra, quelle est la conduite à suivre.

Loin de nous, cependant, la prétention de passer toutes ces difficultés et toutes ces complications en revue, ni surtout de donner pour chaque cas une solution définitive; nous voulons exposer ce que nous avons vu, ce qu'il nous a été donné d'observer pendant notre internat à l'hôpital Necker, sous la direction de notre maître, M. Guyon. Les faits qui servent de base à ce travail sont assez nombreux et assez variés pour mériter d'être méthodiquement groupés.

Notre but sera accompli si ce travail essentiellement pratique peut, dans un cas difficile, être de quelque utilité pour guider le praticien et lui indiquer la voie à suivre pour surmonter quelqu'une des nombreuses complications qui entravent si souvent le cours naturel du traitement des rétrécissements.

Nous nous sommes servi presque exclusivement pour ce travail des observations que nous avons recueillies à Necker, et de celles que notre excellent maître, M. le Dr Guyon, a mises à notre disposition. Pendant les deux années que nous avons passées dans son service, il nous a constamment aidé et encouragé de ses conseils; nous le prions de vouloir bien recevoir ici l'expression de notre sincère reconnaissance.

DIVISION DU SUJET.

Pour traiter un rétrécissement il faut, avant tout, franchir l'obstacle. Hunter déjà avait dit « que, le rétrécissement franchi, et un instrument quelconque introduit dans la vessie, le reste du traitement était entre nos mains. » Ainsi, nous devons tout d'abord nous préoccuper des moyens de surmonter cette première difficulté qui paralyse tout traitement, et s'accompagne parfois d'autres complications que nous allons passer en revue.

1° C'est donc l'étude du traitement des rétrécissements infranchissables ou difficiles à franchir qui fera la première partie de notre travail.

Nous y joindrons quelques mots sur la rétention complète d'urine, dont nous avions tout d'abord songé à faire une deuxième partie.

2° Nous nous occuperons, en second lieu, du traitement des rétrécissements compliqués d'infiltration d'urine ou d'abcès urineux.

3° Dans une troisième et dernière partie, enfin, nous allons entreprendre l'étude du traitement des rétrécissements compliqués de fistules urinaires. Nous avons été obligé, à notre grand regret, de ne pas étudier, aussi complètement que nous l'aurions voulu, cette troisième et si importante partie.

Cette étude comporterait une discussion dont tous les éléments ne nous paraissent pas encore suffisamment coordonnés. Nous chercherons cependant à donner quelques indications générales et nous insisterons particulièrement sur ce que nous avons vu faire, et ce qui a été le plus récemment tenté à ce sujet.

PREMIÈRE PARTIE

Traitement des rétrécissements infranchissables ou difficiles à franchir.

CHAPITRE PREMIER.

INTRODUCTION.

La première de toutes les conditions pour pouvoir traiter un rétrécissement, soit par la dilatation graduelle ou permanente, soit par l'uréthrotomie interne, la divulsion, ou une des méthodes généralement employées aujourd'hui, c'est de pouvoir faire passer un instrument quelconque, bougie ou sonde, au travers de ce rétrécissement. Comme, d'autre part, il arrive assez fréquemment que cette première partie du traitement rencontre de sérieuses difficultés, soit à cause de l'étroitesse du canal ou de sa déviation, soit pour d'autres causes que nous aurons à examiner dans la suite, c'est du traitement des rétrécissements infranchissables ou difficiles à franchir que nous allons nous occuper tout d'abord.

Définition. — Afin de bien préciser la question, nous devons indiquer ce que nous entendons sous le terme de rétrécissement *infranchissable*. Les auteurs ne sont pas d'accord sur le sens que l'on doit accorder à ce terme; tandis que les uns réservent cette appellation pour les cas dans lesquels il ne peut plus s'écouler d'urine par le méat, ou dans lesquels l'oblitération de l'urèthre est complète, d'autres, au contraire, regardent comme infranchissable tout rétrécissement à travers lequel il est impossible, après quelques manœuvres, de faire pénétrer un instrument jusque dans la vessie. Nous adopterons cette dernière manière de voir, et nous allons examiner le traitement que nous avons vu employer dans les cas où une exploration méthodique a fait constater la présence d'un rétrécissement organique et l'impossibilité de le franchir, même avec un instrument filiforme.

Il est évident que le mode opératoire dépend beaucoup, en pareil cas, de l'état local et général du malade. Il faut se demander s'il urine encore goutte à goutte ou à petit jet? s'il vide en totalité ou incomplètement sa vessie, où s'il existe quelque complication de rétention d'urine, d'infiltration d'urine ou d'abcès urineux? Dans les cas de rétention d'urine absolue, alors que le malade n'urine plus, que la vessie est fortement distendue et que les symptômes généraux et locaux demandent une intervention immédiate, il est évident qu'il faut, à tout prix, débarrasser la vessie de tout ou partie de son contenu, et que le traitement diffère essentiellement de celui que l'on doit employer dans les cas où le malade vide encore imparfaitement sa vessie et ne présente pas de symptômes généraux graves. En pareil cas, il est indiqué d'employer avant tout les méthodes de douceur, quitte à ne pénétrer dans la vessie qu'au bout d'un temps plus ou moins long, huit ou quinze jours et même un ou plusieurs mois.

Il est donc important d'établir une division dans le

traitement des rétrécissements difficiles à franchir et de distinguer *les cas dans lesquels il n'existe pas de complication nécessitant une intervention immédiate*, et ceux où il existe quelque complication de cette nature.

Ce sont les premiers qui feront le sujet principal de notre étude; nous nous réservons d'étudier les seconds à propos du traitement des autres complications des rétrécissements, de la rétention d'urine, des abcès urineux, de l'infiltration d'urine, etc.

Nous sommes en présence d'un cas de rétrécissement. Le malade urine goutte à goutte ou à très-petit jet, et vide incomplètement sa vessie. L'état général est passable; cependant le malade est tourmenté par des envies fréquentes d'uriner et un écoulement d'urine involontaire; il n'urine qu'avec difficulté et à la suite d'efforts considérables. L'exploration méthodique du canal, pratiquée avec des explorateurs à boules, de dimension variable, indique qu'il existe un, ou le plus fréquemment plusieurs rétrécissements ; le plus étroit ne peut être franchi ni avec des bougies fines ni avec des instruments métalliques d'un petit calibre. Quel est le traitement que l'on doit mettre en usage?

Les diverses méthodes de traitement, employées en pareil cas sont très-nombreuses et peuvent être divisées en deux classes : méthodes de douceur et *méthodes de violence* : telles que le cathétérisme forcé, les caustiques et l'urethrotomie externe sans conducteur. Nous ne faisons que mentionner ces dernières qui nous semblent contre-indiquées toutes les fois qu'il n'existe aucune complication nécessitant une intervention immédiate, et nous pensons, avec la majorité des auteurs actuels, qu'il faut avant tout essayer, par les moyens de douceur de faire pénétrer une sonde ou une bougie au travers du rétrécissement. Déjà Dupuytren, dans ses leçons cliniques, avait nettement formulé cette opinion et signalé les dangers d'une intervention intempestive. Nous ne pouvons mieux faire que de citer ses propres paroles.

« Pendant longtemps on a cru que, lorsqu'il y avait rétrécissement, il fallait forcer l'obstacle pour faire uriner le malade; c'était, il faut le dire, la pratique de Desault. Il y avait, à cette époque, une espèce d'amour-propre à triompher de tous les obstacles. J'affirme que, sur dix individus chez lesquels on mettrait en usage cette pratique, la moitié éprouvait des déchirures de l'urèthre, des tuméfactions de la verge, des infiltrations d'urine, et que souvent même la mort en était le résultat. La méthode qui consiste à forcer les obstacles est donc mauvaise, non-seulement parce qu'elle est douloureuse, mais surtout parce qu'elle est dangereuse.

« Toutes les fois que, par suite d'un rétrécissement, il n'y a que de la dysurie, c'est-à-dire de la difficulté d'uriner, il faut renoncer au cathétérisme forcé. Comment se conduire alors? L'expérience m'a démontré qu'une sage temporisation était le meilleur moyen; on ne doit employer la violence que lorsque la rétention peut occasionner des ruptures, des infiltrations, des inflammations et mettre les jours du malade en danger (1). »

Pour arriver par la douceur et sans violence à franchir e rétrécissement, un grand nombre d'instruments et de méthodes ont été proposées. On peut dire que chaque chirurgien, chaque praticien, a sa méthode et ses instru-

(1) Dupuytren. Clin. chir., p. 146 et suiv. Paris, 1833.

ments de prédilection. Aussi nous n'avons pas la prétention de les examiner tous. Nous désirons seulement indiquer les principaux procédés mis en usage par les chirurgiens les plus connus, avant de décrire celui que nous avons vu employer par notre maître, M. Guyon; mais auparavant, qu'il nous soit permis de dire quelques mots des principaux instruments utilisés dans ce but.

CHAPITRE II.

INSTRUMENTS.

Les instruments employés pour franchir les rétrécissements, les seuls que nous ayons à passer en revue, ont été divisés en deux catégories : *bougies et sondes*. Les premières, les plus généralement usitées en France, ont été divisées en bougies molles et rigides.

Bougies molles.

Parmi les bougies molles, on a fait surtout un fréquent usage des bougies de cire et des bougies en gomme. Nous dirons quelques mots de ces deux variétés d'instrument qui sont d'un usage fréquent et souvent combiné dans le traitement qui nous occupe. Nous ne ferons que mentionner les autres beaucoup moins usitées aujourd'hui.

1° *Bougies en cire.* — Les bougies en cire ont été fort employées il y a quelques années pour franchir les rétrécissements. Du reste, leur usage remonte déjà au XIVe siècle; Guyanerius Alderto, Amatus Lusitanus, etc., s'en servaient fréquemment; plusieurs, à cause de l'addition de certaines substances que l'on faisait entrer dans leur composition, substances auxquelles ils faisaient jouer un grand rôle dans l'efficacité de ces bougies.

Wiseman semble être un des premiers qui les ait employées sans addition de substance médicamenteuse pour la guérison de ce qu'il appelait les caroncules récents (1). Depuis lors, on en a fait un fréquent usage pour prendre les empreintes des rétrécissements, comme nous le verrons dans la suite. Voici, d'après Civiale, les qualités qu'elles doivent présenter, et les matières dont elles sont composées.

« Les bougies en cire sont faites le plus ordinairement avec des bandelettes d'un linge fin et serré, dont les dimensions sont proportionnées au volume et à la longueur qu'on veut donner à l'instrument. Après avoir trempé ces bandelettes dans la cire fondue, on les roule entre deux corps polis. On a soin de donner à la masse dont on les imprègne une consistance qui permette à la bougie de conserver assez de souplesse pour ne pas fatiguer le canal, et en même temps d'avoir assez de fermeté pour qu'il soit possible de l'introduire. Ces deux conditions sont de rigueur, mais difficiles à remplir, etc. (2). » Civiale mentionne ensuite quelques détails de fabrication qu'il nous est impossible de rapporter ici. Ducamp (3), dans son *Traité des rétentions d'urine*, insiste aussi sur le choix des bougies, et les avantages des bougies en cire qui, suivant lui, irritent moins le canal que les

(1) Wiseman. Chirurgical treatises, 4e éd., London, 1705, Book VIII, p. 531.

(2) Civiale, Traité pratique sur les maladies des organes génito-urinaires, 3e édition, Paris 1858, p. 184, t. I.

(3) Ducamp. Traité des rétentions d'urine, Paris, 1822, p. 95.

autres. Déjà, quelques années auparavant, le Dr Arnott (1) se servait de bougies en cire blanche comme empreinte, et les conduisait jusqu'au niveau du rétrécissement dans un canule d'argent, de façon à protéger l'extrémité de la bougie au moment où il la retirait. Civiale, lui, s'en servait, non-seulement comme empreinte, mais encore pour pénétrer jusque dans le vessie, quoique dans les cas de rétrécissements très-étroits, il recommande, pour commencer le traitement, de se servir de bougies en gomme.

Actuellement, la plupart des chirurgiens français préfèrent les bougies en gomme, dans les cas de rétrécissements difficiles à franchir ; et si nous nous sommes étendu aussi longuement sur la composition et l'usage que l'on a fait des bougies en cire, c'est parce qu'elles jouent un rôle important pour préparer la voie, et faciliter l'introduction des bougies en gomme, comme nous le verrons dans la suite. Seulement, au lieu d'employer des bougies fines, on se sert généralement, dans ce dernier cas, d'instruments présentant : 1° un volume assez considérable (des nos 10 à 15 environ de la *filière Charrière*) ; 2° une surface bien lisse, et un calibre égal dans toute leur étendue, c'est-à-dire de *bougies cylindriques*.

Après les bougies en cire, nous ne faisons que mentionner les *bougies emplastiques* qui ont plutôt servi à porter des caustiques sur un point donné du canal, et n'ont presque jamais été employées pour franchir les rétrécissements très-étroits.

Les bougies en gutta-percha du Dr Bigelow (2) ne

(1) James Arnott. A treatise on stricture of the urethra. London, 1819.

(2) H. Bigelow, professor of surgery in Heward University (Boston medical and surgical journ., Febr., 1849).

nous occuperont pas davantage. Ce chirurgien s'en servait pour prendre l'empreinte du rétrécissement; elles présentent de grands inconvénients et peu d'avantages. Nous ne ferons non plus que mentionner les *bougies en éponge preparée*, *recouvertes* d'une baudruche très-fine dont M. Alquié s'est fait le promoteur, et nous avons hâte d'arriver à la dernière variété de bougies molles que nous ayons à examiner, la plus en usage, à Paris dans le traitement des rétrécissements, nous voulons parler des *bougies en gomme élastique.*

4° *Bougies en gomme.* — En usage depuis longtemps, ces bougies n'ont pas toujours été employées autant qu'elles le sont actuellement dans le traitement des rétrécissements difficiles à franchir.

Ducamp, lorsqu'on ne pouvait réussir à franchir les rétrécissements avec des bougies en cire, recommande l'usage de petites bougies en gomme élastique creuses, dans lesquelles on pouvait introduire un petit mandrin de plomb, pour leur donner un peu plus de consistance, et leur donner assez de souplesse pour s'accommoder aux sinuosités du canal. Les bougies pleines, composées de gomme élastique et d'un cordonnet de soie, ne présentent point, selon lui, assez de consistance pour être introduites quand elles n'ont que le volume qu'on peut leur donner pour commencer le traitement (1).

Depuis lors, elles ont été mises en usage, dès le début du traitement, par un grand nombre de chirurgiens qui ne partagent pas l'opinion de Ducamp, et leur utilité est regardée comme incontestable. Nous passons sous silence

(1) Ducamp, Loc. cit., p. 96.

l'historique et les détails de fabrication, si bien indiqués dans le *Traité des maladies des voies urinaires* de M. Voillemier, pages 84 et suivantes, Deux mots seulement sur les qualités que doivent présenter ces bougies, et sur les modifications de forme et de volume qu'on leur a fait subir pour s'adapter aux divers rétrécissements.

Nous ne parlerons que des bougies d'un petit calibre, des n°s 1 à 7 de la filière Charrière, les seules employées dans le traitement des rétrécissements difficiles à franchir.

Civiale, les employait fréquemment et fait leur éloge.

« On fait avec la gomme élastique des bougies très-fines, qui conservent sous le plus petit volume une solidité et une résistance supérieures à celle de la bougie en cire. Elles doivent leur être préférées dans certains cas de rétrécissements très-étroits pour commencer le traitement (1). »

Le Roy (d'Etiolles) les trouve préférables à toutes les autres dans la généralité des cas, à cause de leur souplesse, de leur résistance, de leur poli (2).

M. Voillemier (3) en fait aussi un fréquent usage, seulement, tandis qu'il s'accorde avec tous les auteurs pour reconnaître que les principaux avantages de ces bougies résident dans leur souplesse et une grande finesse jointe à un degré suffisant de solidité, il ne partage pas leur opinion sur la forme qu'il convient de leur donner. « Il trouve qu'il est désavantageux que les petits numéros soient de la même grosseur dans toute leur étendue, parce qu'ils se plient facilement; il préfère les bougies dont le corps a, de 1 ou 2 millimètres de diamètre et dont

(1) Civiale, Loc. cit., p. 129.

(2) Leroy d'Etiolles, Traité des angusties, 1845, p. 200.

(3) Voillemier, Loco citato, p. 84.

l'extrémité va en s'amincissant dans l'étendue de trois à quatre centimètres et se termine par une pointe très-effilée. Comme elles ont plus de résistance, la pression exercée sur leur base est transmise plus directement à la pointe. Il reconnaît cependant, que les bougies à pointe fine ont le défaut de s'engager dans les lacunes et les replis de la muqueuse.

Déjà Civiale avait recommandé au contraire de ne pas terminer les bougies par une spirale trop effilée.

M. Guyon (1) partage la même opinion et en *indique la raison.* « Ce qu'il faut surtout examiner dans ces bougies, c'est leur extrémité uréthrale, il faut se garder de la prendre trop fine, en queue de souris, avec une pointe très-déliée ; les fabricants sont assez habiles pour les très-bien faire, mais les chirurgiens ne doivent pas s'en servir. Le bout de la bougie peut être, pour les bougies des n°s 4 et 5, à peu près du même volume que leur corps ; il faut, en effet, qu'il offre une certaine résistance assez prononcée pour se redresser doucement lorsqu'on le fléchit en pressant avec le doigt, une élasticité douce, si je puis ainsi parler. C'est en effet le bout de la bougie qui doit pénétrer le rétrécissement, souvent dur, coarcté ; il ne doit pas le forcer, mais il ne faut pas qu'il s'aplatisse sur lui ; il faut qu'il puisse s'insinuer dans son parcours en s'accommodant à sa forme. »

Nous partageons entièrement cette manière de voir. Bien souvent, nous avons vu échouer les tentatives faites avec des bougies des n°s 2, 3 ou 4, terminées par une extrémité filiforme, alors que des bougies du même calibre, présentant une extrémité plus volumineuse, ont réussi à franchir le rétrécissement.

(1) Guyon, Eléments de chirurgie clinique, Paris, 1873, p. 403.

Tous, du reste, et M. Voillemier le premier, s'accordent à reconnaître « que les bougies sont si flexibles, arrivées à un certain degré de finesse, qu'elles se replient en deux, et souvent il arrive qu'au moment où l'on croit avoir introduit l'instrument jusque dans la vessie, on voit sa pointe sortir par le méat urinaire (1).

La divergence ne porte donc que sur la forme et le volume que l'on doit donner à leur extrémité.

Notre excellent collègue et ami M. Curtis (2), a inventé un petit artifice fort ingénieux pour donner une certaine résistance à l'extrémité de ces bougies, sans leur donner la résistance ni la dureté des bougies de baleine, qui ont l'inconvénient de perforer avec la plus grande facilité la muqueuse et de produire ainsi des fausses routes. Ce moyen consiste à plonger dans le collodion, l'extrémité de la bougie dans l'étendue de un centimètre environ. Il faut plusieurs couches pour que la consistance soit bonne et cependant il faut que le vernis collodionné soit mince. Nous verrons plus tard, à propos des bougies recourbées, l'usage que l'on peut faire de cet enduit pour conserver la courbe que l'on a donnée à l'extrémité de la bougie.

Quelques mots, en terminant ce chapitre, sur les courbures que l'on a données à l'extrémité des bougies, sur les inflexions qu'on leur a fait subir afin de leur permettre de franchir ou de pénétrer plus facilement dans les rétrécissements, dont l'ouverture ne se trouve pas dans l'axe du canal.

Dejà Whately, en 1806, avait parlé de la *courbure* que

(1) Voillemier, Loc. cit., p. 184.

(2) Curtis, Dilatation progressive, thèse 1873, p. 34. — Guyon, Chir. clinique, Paris, 1873, p. 404.

l'on doit donner aux bougies près de leur extrémité, pour les faire pénétrer dans les rétrécissements tortueux (1).

Civiale avait l'habitude de recourber légèrement à leur extrémité les bougies de cire avant de les introduire, et parle des diverses courbures que le fabricant peut donner aux bougies de gomme, depuis le simple coude près de l'extrémité, jusqu'à la grande courbure (2).

Leroy (d'Etiolles), dans son *Traité des Angusties*, à la page 200, insiste beaucoup sur l'avantage des bougies *tortillées en spirale*, irrégulières, « réussissant surtout dans les cas de brusques déviations de l'urèthre, produites par une succession de saillies latérales. Cette forme peut leur être donnée au moment de les introduire ; cependant, comme elle n'a pas alors assez de persistance, il préfère la leur donner à l'avance, en les enlaçant autour de deux rangées de pointes implantées *dans une* planche.

Sans doute, la méthode de Leroy (d'Etiolles) peut donner d'excellents résultats ; mais l'auteur semble parfois dans ses ouvrages lui accorder une trop grande importance ; du reste, comme nous allons l'indiquer, dans la majorité des cas, nous préférons les bougies recourbées en baïonnettes ou simplement coudées, aux bougies en spirales de Leroy (d'Etiolles).

Nous ne pouvons ici passer en revue tous les auteurs qui ont insisté sur l'avantage des bougies recourbées. Mentionnons seulement, parmi les chirurgiens anglais, Benj. Bell (3), qui, dans les cas où l'on soupçonne que le

(1) Whately. An improved method of treatising strictures of the urethra. London, 1806.

(2) Civiale, Loco citato, p. 189, vol. I.

(3) Benj. Bell. Embarras de l'urèthre causés par la gonorrhée virulente ; traduction.

rétrécissement est fixé d'un seul côté de l'urèthre, et change la direction du passage, recommande de recourber légèrement l'extrémité de la bougie avant de l'introduire et d'en diriger le bout vers le côté où l'on croit que se trouve le passage.

Puis, Brodie (1), qui recommande un instrument dont la pointe est faite de manière à pouvoir s'écarter de l'axe de l'instrument.

Parmi les auteurs français, M. Voillemier, tout en déclarant n'avoir pas vu, comme Leroy d'Etiolles, de rétrécissement, présentant ces saillies latérales alternes, reconnaît que la pointe déviée en dehors de l'axe de l'instrument est parfaitement disposée pour s'engager dans un rétrécissement dont l'entrée est placée latéralement, ou légèrement déviée (2).

M. Guyon fait un grand usage de ces bougies recourbées, et d'après les conseils de M. Curtis, peut leur donner et leur faire conserver la forme qu'il préfère en collodionnant leur extrémité recourbée ; nous croyons utile de rappeler ici le passage du livre de M. Guyon qui se rapporte à ces instruments.

« On a d'ailleurs préconisé, avec raison, les bougies dites tortillées ; c'est en effet l'un des moyens les plus à recommander pour les cas dont nous nous occupons. C'est avec les doigts et tout à fait extemporairement que le chirurgien façonne l'extrémité de la bougie. La nécessité si fréquente de cette petite manœuvre est encore une raison pour ne pas choisir les bougies à extrémité filiforme. Le collodionnage rend les meilleurs services pour

(1) B. Brodie, Lectures on the diseases of the urinary organs, 4e éd. London, 1849.

(2) Voillemier, Loc. cit., p. 162.

fixer le bout de la bougie dans la position que l'on désire lui imprimer. On sait, en effet, que les crochets que l'on façonne avec les doigts se redressent avec la plus grande facilité, même lorsqu'on se sert de bougies de baleines ou garnies de baleine. Avec le collodion, le crochet est définitif. Il est à notre avis une forme préférable, c'est celle qui donne à l'extrémité de la bougie la figure *d'une baïonnette*, mais il faut que la double inflexion soit très-courte et très-douce, qu'elle se fasse à angle obtus, et non à angle droit. L'inflexion simple, analogue à celle des sondes de M. Mercier, est aussi fort utile. La nécessité de ne faire que de petites courbures à angle doux existe, surtout lorsqu'on durcit l'extrémité, mais il nous a toujours paru utile de s'y soumettre, alors même qu'on ne donne qu'une inflexion temporaire (1).

Dans les cas de fausses routes ou de déviations très-considérables du canal, M. Guyon se sert aussi de bougies présentant une inflexion plus marquée en forme de *S* italique. Nous reviendrons du reste sur ce point à propos de l'observation n° 12.

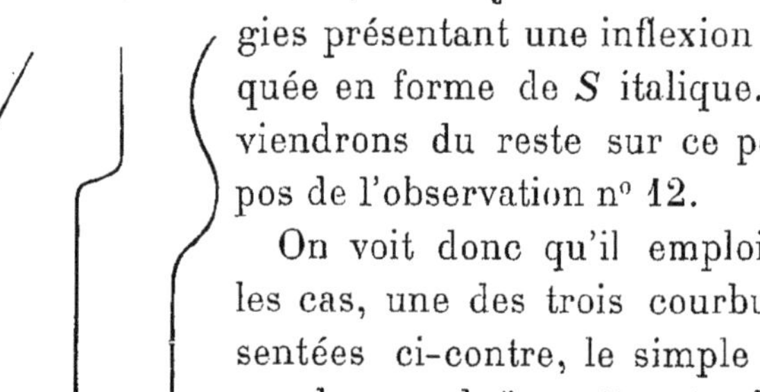

On voit donc qu'il emploie, suivant les cas, une des trois courbures représentées ci-contre, le simple coude, la courbure en baïonnette, et celle en *S* italique.

Nous n'aurions pas consacré un chapitre aussi considérable à la description de ces diverses inflexions, à la forme et à la consistance que l'on doit donner aux bou-

(1) Guyon. Loc. cit., p. 405.

gies, si nous n'avions pas vu dans bon nombre de cas une bougie recourbée en baïonnette pénétrer dans un rétrécissement jusque-là réputé infranchissable, si nous n'avions pas vu aussi des bougies, recourbées et collodionnées, réussir dans un bon nombre de cas où des bougies simplement recourbées et un grand nombre d'autres instruments avaient échoué.

Instruments rigides.

Après nous être étendu assez longuement sur la description des bougies molles, nous ne dirons que deux mots des instruments rigides, métalliques ou autres, qui nous semblent présenter de graves inconvénients, quoique fort employés en Angleterre, et même par un certain nombre de chirurgiens français.

Ces instruments métalliques ont été « préconisés dès l'antiquité, et alors déjà on se servait de sondes d'argent, d'or ou de platine pour pénétrer dans les rétrécissements (1). D'autres observateurs les ont également recommandés. »

Col de Villars et Astruc se servaient de tiges de plomb, droites et minces. Plus tard, on se servit d'étain.

Dans les cas où les bougies en gomme ne réussissent pas; M. Thompson propose d'employer, lorsque le rétrécissement est très-dur et étroit, une sonde fine terminée par une extrémité en bougie : le tout en argent. Il en donne la description et le dessin dans son Traité sur les rétrécissements. « Cet instrument, possédant les avantages de la finesse et de la solidité ressemble pour

(1) Civiale, Traité pratique sur les maladies des organes genito-urinaires, T. I, 225.

la forme, la longueur et la courbure à une sonde ordinaire. Dans les 5 derniers centimètres, il est parfaitement solide, son extrémité étant en somme une bougie fine en métal » (1). Nous verrons plus tard les inconvénients, les dangers de ces instruments métalliques d'un petit calibre, dangers que signale B. Brodie, et que M. Thompson, lui-même, reconnaît dans ses Leçons cliniques.

Les bougies en baleine, plus fréquemment employées en France que les instruments métalliques, ont été préconisées par un bon nombre de chirurgiens : Reybard et autres. Elles présentent l'inconvénient de présenter une trop grande résistance et d'exposer à pratiquer des fausses routes. Boyer avait déjà signalé cet inconvénient, sur lequel plusieurs auteurs ont insisté après lui. M. Voillemier recommande de les employer avec une extrême modération; il ne les conseille pas pour les rétrécissements profonds, « parce qu'elles se plient mal à la courbure de l'urèthre et risquent de s'égarer en dehors du canal. Quand il s'agit d'un rétrécissement très-étroit, situé dans la portion droite de la verge, il est plus facile de les guider, et elles peuvent être de quelque utilité. »

Un auteur américain récent, M. Gouley, en a fait un fréquent usage; il recommande de les recourber, de les ployer dans l'huile bouillante, et de les refroidir dans l'eau, avant de s'en servir, dans les cas de rétrécissements excentriques (2).

Sans vouloir contester ici leur utilité, nous avouons

(1) Thompson, Traité pratique des maladies des voies urinaires, trad., p. 171.

(2) Gouley, Diseases of the urinary organs, p. 51, 1873

que c'est presque toujours sans succès que nous les avons vu employer dans les cas où l'instrument en gomme ne pouvait franchir le rétrécissement, même lorsque celui-ci siégeait au niveau de la région *pénienne* de l'urèthre.

Les bougies en corde à boyau ont été aussi fort employées autrefois. Recommandées par Lallemand, qui adoucissait leur extrémité en les mâchant un peu, puis par Reybard (1) et Delpech, et en Angleterre, par Sir B. Brodie (2), qui recourbait aussi leur pointe pour faciliter leur introduction. M. Voillemier leur reconnaît plusieurs inconvénients : elles manquent de souplesse, se ramollissent avec une grande rapidité, et se gonflent de façon à former une sorte de bourrelet en arrière de l'obstacle, de telle sorte qu'on ne peut les retirer sans s'exposer à déchirer la muqueuse uréthrale. Elles sont du reste à peu près abandonnées aujourd'hui (3).

Quant aux bougies d'ivoire ou de parchemin, elles sont complètement tombées dans l'oubli.

Avant de passer aux manœuvres opératoires du traitement, il nous reste une dernière question à examiner au point de vue de l'instrumentation. Est-il préférable de se servir de bougies ou de sondes dans le traitement des rétrécissements difficiles à franchir.

Tandis qu'un petit nombre de chirurgiens préfèrent encore les sondes aux bougies, l'écoulement d'urine par leur intérieur indiquant, suivant eux, que l'on a suivi la bonne voie; d'autres en plus grand nombre préfèrent

(1) Reybard, Rétrécissements du canal de l'urèthre, 1863, p. 209.

(2) Brodie, Lectures on the diseases of the urinary organs, 4e édition. London, 1849.

(3) Voillemier, Loc. cit., p. 87.

les bougies. Ils objectent, et avec raison, que les sondes molles, d'un calibre trop petit (au-dessous de 3 millim. par exemple), serrées par le rétrécissement, ne peuvent donner lieu à un écoulement d'urine un peu considérable, et sont presque immédiatement bouchées.

Quant aux sondes rigides d'un petit calibre, nous reviendrons sur les inconvénients et les dangers qu'elles présentent.

Il est bon de remarquer, du reste, que lorsqu'on est parvenu à franchir un rétrécissement étroit avec une bougie fine, le plus souvent l'urine s'écoule bientôt entre la bougie et le canal. Ce n'est que dans un petit nombre de cas, lorsque la bougie est très-serrée, que cet écoulement n'a pas lieu. M. Guyon insiste beaucoup sur ce point, que nous avons noté dans un bon nombre de nos observations.

Ainsi donc pour nous résumer :

1° *Bougies en cire*, d'un certain calibre, des n°s 10 à 15, pour préparer le canal dans un certain nombre de cas;

2° Et *bougies en gomme* cylindriques dans toute leur étendue, terminées par une pointe mousse, collodionnées à leur extrémité plus ou moins coudée ou recourbée : tels sont les instruments que nous avons vu employer dans le traitement des rétrécissements difficiles à franchir. — Comment faut-il se servir de ces divers instruments? Quel est le mode opératoire que nous avons vu adopter? C'est là ce que nous devons examiner actuellement.

CHAPITRE III.

NATURE DE L'OBSTACLE. — TRAITEMENT PRÉLIMINAIRE.

Nous venons de passer en revue les divers instruments que nous avons vu mettre en usage dans le traitement des rétrécissements difficiles à franchir.

Abordons maintenant la partie principale du sujet; examinons les divers cas qui peuvent se présenter et le traitement qui leur convient.

Voici un cas de rétrécissement dans lequel le malade urine, goutte à goutte, peut-être même à petit jet; mais depuis un temps plus ou moins long, il a été impossible au chirurgien de le franchir et de pénétrer jusque dans la vessie. Tantôt la bougie est arrêtée brusquement, et il est impossible de pénétrer même dans la partie antérieure du rétrécissement, tantôt, au contraire, la bougie s'engage, mais une fois engagée, elle est serrée et ne peut plus avancer; tantôt enfin, dans les cas de complication de fistule ou de fausse route, la bougie pénètre dans un orifice fistuleux ou une fausse route, sans s'engager dans le rétrécissement, Ce dernier cas est le plus rare; nous avons pu cependant en observer un exemple dans le service de M. Guyon, à Necker, chez un homme qui s'est pratiqué une fausse route à la partie antérieure d'un rétrécissement, en essayant vainement de se sonder lui-même. Nous donnerons plus loin cette observation.

Dans un premier cas, avons-nous dit, la bougie

s'arrête brusquement, sans pouvoir pénétrer dans la partie antérieure du rétrécissement, et l'on voit, au moment où on la retire, son extrémité recourbée sur elle-même. Dans ce cas, de légers mouvements de va-et-vient indiquent que la pointe est parfaitement libre. A quoi attribuer le fait? Quelle est la cause qui empêche la bougie de pénétrer dans la partie antérieure du rétrécissement? Les auteurs en ont donné différentes explications. Ils ont fait jouer un rôle important au spasme, qui accompagne parfois les rétrécissements organiques, à l'étroitesse de l'orifice du rétrécissement; mais de nombreuses autopsies démontrent que la déviation du canal et de son orifice en est la principale cause. Les symptômes que l'on observe démontrent aussi le fait; en effet, le jet de l'urine peut être assez fort, et cependant il est impossible de pénétrer avec un instrument très-délié dans l'orifice du rétrécissement. MM. Voillemier, Thompson, Mercier et bien d'autres auteurs regardent cette déviation comme très-fréquente et constituant une des principales difficultés de l'introduction des bougies (1).

Dans le second cas, la bougie s'engage jusque dans la partie antérieure du rétrécissement, mais elle est serrée en ce point et ne peut avancer. Ce fait est dû généralement à l'étroitesse du rétrécissement; le malade n'urine plus alors que goutte à goutte, et des tentatives trop répétées ou trop prolongées pour franchir le rétrécissement, peuvent être suivies de rétention d'urine plus ou moins complète. Plusieurs auteurs, entre autres Thompson, ont cité des cas de rétrécisse-

(1) Voillemier, p. 161, loco citato.

ments infranchissables sur le cadavre, même après avoir incisé l'urèthre jusqu'au niveau du rétrécissement. Nous en donnons un exemple dans l'observation n° 21.

Quoi qu'il en soit, nous ne croyons pas nécessaire d'insister davantage sur ces distinctions, parce que l'étroitesse du canal s'accompagne souvent de sa déviation, parce que souvent la bougie, arrêtée d'abord à la partie antérieure du rétrécissement, s'engage dans son intérieur sans pouvoir le franchir, enfin et surtout parce que le même traitement et un mode opératoire à peu près identique paraissent, à peu de choses près, applicables dans les deux cas.

Traitement préliminaire.

Lorsque, après des essais répétés et infructueux, il est impossible de faire pénétrer dans le rétrécissement une petite bougie en gomme des nos 3, 4 ou 5 de la filière Charrière, que faut-il faire?

D'abord, comme le dit M. Thompson, et comme un bon nombre d'auteurs l'ont fait observer avant lui : « surveiller l'état général du malade, lui recommander le repos au lit, de grands bains complets, ou des bains de siége, lui faire des applications émollientes au périnée; maintenir la liberté du ventre par des lavements et des purgatifs doux, etc. » S'il existe des accès de fièvre *uréthrale*, accompagnés de frisson, des sudorifiques au moment de l'accès, et le sulfate de quinine pour prévenir le retour de ces accès, sont souvent d'un grand secours.

Mais nous n'avons pas à insister sur ce traitement général, qui ne présente pas d'indications particulières dans le cas qui nous occupe, et nous avons hâte d'arriver au traitement local *préliminaire*, *aux applications locales*, *liquides ou solides*, destinées à préparer la voie aux bougies, auxquelles on veut faire franchir le rétrécissement.

Applications liquides.

1° *Injections.* — Déjà Trye et Sœmmerring (1) avaient essayé des *injections forcées*, dans le but de préparer la voie, dans les cas où ils n'avaient pu pénétrer dans le rétrécissement avec des bougies fines. Ils faisaient ces injections avec un mélange d'huile d'olive et d'huile opiacée, en fermant l'orifice extérieur du canal.

M. Voillemier, tout en reconnaissant que le moyen est inoffensif, ne lui accorde pas une grande efficacité (2).

Reybard, au contraire, accordait une grande importance à ces injections, et a même inventé deux procédés pour les pratiquer. Dans le premier procédé, il se sert d'un tube métallique, d'une seringue pleine d'eau tiède et d'une petite bougie, dont l'introduction est favorisée r le courant d'eau. Nous ne pouvons décrire en détail ce procédé, moins efficace et moins simple que le deuxième, au dire de l'auteur. Ce dernier consiste tout simplement dans l'introduction de mercure dans le canal, en le versant simplement dans une canule métallique. Le mercure dilate le canal en exerçant, par son propre poids, une compression excentrique très-forte et très-soutenue. Cette dilatation est continuée pendant un temps plus ou moins long, suivant la sensibilité du

(1) Sœmmerring. Traité des maladies de la vessie et de l'urèthre, traduit par H. Hollard, 1824, p. 191.

(2) Voillemier, p. 206.

canal. Reybard avoue lui-même qu'elle occasionne parfois de vives douleurs (1).

Déjà, avant lui, Amussat (2) avait pratiqué des injections d'eau tiède dans le canal; il les recommandait surtout dans les cas de rétention d'urine, mais déclare qu'elles sont aussi utiles pour préparer la voie aux bougies. Enfin, M. Thompson, sans recommander précisément les injections forcées, dit « qu'il est parfois utile d'appliquer directement de l'huile dans l'urèthre lui-même, plutôt que sur l'instrument. Pour le faire, il introduit aussi loin que possible dans l'urèthre le bout d'une seringue de verre, contenant de 15 à 20 gr. d'huile d'olive pure, en ayant soin d'appliquer en même temps les lèvres du méat externe contre le bec de la seringue... En pressant *légèrement* le piston, l'huile pénètre peu à peu jusqu'au rétrécissement, « distend légèrement le canal en avant de lui, puis finit par le franchir. » Cette méthode a donné de bons résultats entre les mains de cet habile opérateur, qui fait remarquer qu'en adoptant la méthode ordinaire d'huiler ou de graisser la sonde, toute la substance lubréfiante a disparu bien avant que l'instrument atteigne le siége ordinaire du rétrécissement (3).

Ainsi donc, injections forcées d'huile, d'eau tiède, de mercure, et *injections d'huile* poussée légèrement et graduellement : telles sont les diverses méthodes qui ont été employées pour préparer la voie au moyen d'un liquide.

(1) Reybard. Traité pratique des rétrécissements, 1855, p. 248.

(2) Amussat. Sur les rétentions d'urine causées par les rétrécissements du canal de l'urèthre, 1832, p. 68.

(3) Thompson, Traité pratique, Loc. cit., p. 169 et suiv.

Applications solides.

Bougies de cire. — Nous avons hâte d'arriver à un second mode de préparation du canal, employé déjà depuis fort longtemps et usité encore actuellement ; nous voulons parler de l'introduction d'instrument *solides*. rigides ou mous, jusqu'à la partie antérieure du rétrécissement. Desault déjà se servait de ce mode de traitement. Dupuytren, dans ses cliniques chirurgicales, insiste beaucoup sur cette méthode, à laquelle il accorde peut-être une trop grande efficacité, et sur laquelle il fonde sa théorie de la *dilatation vitale*.

« Quel que soit l'instrument qu'on ait choisi, on l'introduit et on le fait arriver jusqu'à l'obstacle, il est ensuite fixé par un des moyens connus. Il ne faut pas s'occuper de l'engager dans l'obstacle, car il suffit de son séjour prolongé pendant quelque temps dans l'urèthre, pour qu'il opère la dilatation désirée. En effet, après quelques heures, et dans les cas les moins heureux, après quelques jours, il peut constamment franchir l'obstacle sans difficulté, sans effort, sans déchirure, sans écoulement de sang. La dilatation est telle, que les bouts de sondes et de bougies pénètrent quelquefois seuls dans le rétrécissement ; qu'ils peuvent, dans d'autres cas plus nombreux, arriver, par suite du plus léger effort, et que dans les autres circonstances, la dilatation permet au rétrécissement de recevoir l'extrémité d'une bougie conoïde.

« Dès lors, celui-ci doit être traité par des moyens mécaniques dont nous allons parler. » (1)

(1) Dupuytren. Clin. chir., Paris, 1832, p. 148, t. III.

Quoique, d'accord avec la majorité des auteurs actuels, nous n'admettions point, sans réserve, ces paroles de Dupuytren, nous croyons que, dans certains cas, des bougies placées à la partie antérieure du rétrécissement peuvent être utiles pour préparer le canal, même lorsqu'elles n'ont pu pénétrer dans l'intérieur de la coarctation.

Du reste, la méthode de Dupuytren, mise plus tard en usage par Velpeau (1) et d'autres chirurgiens, diffère de celle que nous allons examiner, en ce qu'ils plaçaient et fixaient, à la partie antérieure du rétrécissement, la bougie fine qu'ils désiraient faire pénétrer au travers du rétrécissement; tandis que nous allons décrire celle qui consiste à placer une bougie plus volumineuse à la partie antérieure du canal, simplement dans le but de préparer la voie. — Civiale place en tête des procédés destinés à préparer le canal, l'introduction chaque jour répétée, et le séjour momentané dans la partie de l'urèthre, située au devant des rétrécissements, d'une ou plusieurs bougies molles, supérieures en volume à celle qui doit franchir l'obstacle. Ducamp et plusieurs autres, avant lui, s'étaient déjà servis de bougies de cire, non-seulement pour préparer la voie, mais aussi pour indiquer sur quel point, de quel côté du canal, se trouvait le rétrécissement, et en indiquer la forme. Nous voulons parler des bougies à *empreintes*, si employées autrefois, puis abandonnées, et qui ont cependant leur utilité, non pas tant comme moyen de diagnostic, mais plutôt pour indiquer et préparer la voie à l'instrument destiné à franchir le rétrécissement.

Dubouchet, dans son *Traité des rétentions* et des *rétrécissements*, p. 144, fait aussi le plus grand éloge des bougies

(1) Velpeau. Médecine opér., 1839, t. IV, p. 170.
(2) Civiale. Loc. cit., t. I, p. 199.

en cire pour préparer le canal ; elles sont, suivant lui, moins sujettes que d'autres à léser le canal.

Bref, nous n'en finirions pas si nous voulions citer tous les auteurs qui ont adopté ce mode de traitement.

M. Curtis, dans sa thèse, à la page 33 et suivantes, décrit le procédé que nous avons vu mettre en usage par M. Guyon, et que ce chirurgien emploie déjà avec succès depuis plusieurs années.

Lorsque après des essais repétés, il ne réussit pas à franchir ni même surtout à pénétrer dans le rétrécissement, et que la bougie sort recourbée, il a l'habitude d'user du procédé suivant, déjà usité, du reste, avant lui.

Il choisit une bougie en cire lisse, de même volume dans toute son étendue, à extrémité arrondie, et, après l'avoir huilée, il l'introduit, avec douceur, dans le canal, aussi loin que possible. Arrivé à la partie antérieure du rétrécissement, dans un point qu'il propose d'appeler le *vestibule* ou *antichambre* du rétrécissement, il exerce de légères pressions sur la bougie, puis la retire, et cherche à introduire la bougie en gomme, recourbée de la façon que nous indiquerons plus tard. — Dans certains cas, il s'est bien trouvé de prolonger le séjour de la bougie en cire pendant une demi-heure, une heure, dans le canal, en recommandant au malade de la maintenir avec une légère pression contre le rétrécissement.

La bougie en cire, au moment où elle est retirée, présente une déformation variable, suivant les cas. Parfois, comme nous le verrons par les observations n°s 2 et 3, par exemple, un des côtés de la bougie a pénétré dans la partie antérieure du rétrécissement, et si l'on a soin de la retirer avec précaution, et sans lui imprimer de mouvement de rotation, on voit une saillie plus ou moins allongée, située, en général, sur un des côtés de la bougie, indiquer le côté de l'urèthre où siége l'ouverture du rétrécissement.

Dans d'autres cas, au contraire, et le fait se présente surtout lorsque l'on a affaire à des rétrécissements traumatiques, la bougie est aplatie, et son extrémité, qui est augmentée de volume, sans qu'il existe de saillie ni de pointe, indiquera que la bougie a pénétré dans l'intérieur du rétrécissement. C'est dans ce dernier cas surtout qu'il est bon, avant de tenter de nouveaux essais pour l'introduction de la bougie filiforme, de répéter l'application de la bougie en cire, matin et soir, pendant un certain nombre de jours.

Avantages.

L'*avantage* de cette méthode est double : d'abord au moment où l'on retire la bougie en cire, il est assez fréquent de voir le malade, atteint d'une rétention d'urine plus ou moins complète, uriner plus facilement et plus abondamment qu'auparavant. Un bon nombre d'auteurs ont signalé ce fait, que nous avons vérifié nous-même bien des fois.

« Il est des malades, dit M. Guyon, qui sont très au courant de ce phénomène, et qui, lorsque leur rétrécissement, sous une influence quelconque, s'oppose au passage de l'urine, appuient sur sa face antérieure, sans le pénétrer, et arrivent à vider leur vessie. »

Ce mode de cathétérisme, tout imparfait qu'il soit, rend parfois de grands services aux malades, dans les cas de rétrécissements compliqués de rétention d'urine, et leur permet d'attendre l'introduction d'une bougie, sans

(1) Guyon. Loc. cit., p. 505.

que l'on soit forcé de recourir à des moyens de violence pour remédier à la rétention d'urine. Mais, un *second avantage*, qui résulte de l'application de ces bougies, c'est la possibilité, au moment où on les retire, de franchir le rétrécissement avec une petite bougie appropriée à son calibre.

Il arrive parfois qu'après avoir échoué pendant des semaines, des mois entiers dans l'introduction d'une bougie filiforme, on réussit enfin, après avoir laissé la bougie de cire, une ou plusieurs fois, une demi-heure, une heure, en contact avec la partie antérieure du rétrécissement. Tous ces faits, déjà connus depuis longtemps, ont été mentionnés dans la thèse de M. Curtis. Nous les avons, du reste, vérifiés par nous-même, et nous en donnons des exemples qui nous paraissent très-probants.

Théories.

Après avoir indiqué les faits en eux-mêmes, nous n'avons pas l'intention de nous étendre longuement sur les théories qui ont été proposées pour en rendre compte. Nous voulons les indiquer en peu de mots.

On a cherché à expliquer, de diverses manières, la facilité avec laquelle le malade peut uriner après l'introduction de la bougie de cire. « C'est, dit M. Guyon, que l'effort fait à la surface antérieure du rétrécissement, par la bougie, s'ajoute à celui que fait la colonne d'urine à sa face postérieure; celle-ci était impuissante à écarter les parois rétrécies et indurées du canal : elle réussit à les entrebâiller, grâce au point d'appui antérieur. » (1).

Pour expliquer le 2me fait, celui qui nous intéresse

(1) Guyon. Loc. cit., 405.

le plus, la possibilité de l'introduction de la bougie filiforme, après l'application de la bougie de cire, quatre théories ont été proposées : 1° *celle de la dilatation vitale; 2° celle du spasme; 3° celle de l'action mécanique;* 4° et enfin *celle de la dilatation inflammatoire.* Nous allons les passer brièvement en revue :

1° Hunter et après lui Dupuytren, puis Velpeau, partisans de la *dilatation vitale*, admettaient qu'il existait, outre l'action mécanique de la bougie, quelque chose de vital (1); mais sans pouvoir définir exactement le quelque chose qu'ils croyaient être tantôt une force expansive opposée à la force contractile, tantôt une sécrétion de mucosités amenant le dégorgement des parties. Nous ne nous arrêterons pas sur la discussion de cette théorie, à peu près abandonnée aujourd'hui, et si vigoureusement combattue par M. Voillemier (p. 150, 151).

2° *Spasme.* — Civiale (2) repousse la théorie de l'action vitale, et déclare que c'est une supposition gratuite de faire jouer un rôle à la sécrétion du canal, attendu que la bougie pénètre au bout de quelques instants ou de quelques heures, tandis que l'écoulement dont on fait dépendre la dilatation se manifeste bien plus tard. Il fait jouer un rôle important à la déformation de l'extrémité de la bougie, qui finit par prendre la véritable direction du canal, et il pense que, dans bon nombre de cas, la bougie appliquée, à plusieurs reprises, contre l'obstacle, émousse la sensibilité, diminue sa contractilité, et, en faisant cesser l'état de *spasme* dont les rétrécissements organiques sont souvent atteints, dispose le canal à se

(1) Dupuytren. Clin. chir., p. 146 et suiv. Paris, 1833, t. III.
(2) Civiale. Loc. cit., p. 199.

laisser traverser par la bougie fine ; c'est *la théorie du spasme* admise par bon nombre d'auteurs. Sans vouloir repousser absolument ce qu'il y a de fondé dans cette explication, nous pensons que le spasme, qui joue un rôle si important dans certains cas de cathétérisme, alors que l'on a affaire à un urèthre sain ou légèrement irrité, ou enflammé, n'a pas une action aussi considérable que l'ont admis quelques auteurs pour arrêter une bougie filiforme à l'entrée d'un rétrécissement organique bien confirmé.

3° Ce n'est donc pas seulement en luttant contre le spasme et la sensibilité du canal, *mais bien plutôt par une action mécanique*, en redressant le canal, en déplissant et en ouvrant, aussi largement que possible, l'antichambre du rétrécissement, qu'agissent les bougies de cire placées au devant du rétrécissement. Cette troisième théorie, celle de l'*action mécanique*, est admise par bon nombre de chirurgiens actuels, M. Thompson et M. Guyon, entre autres. Ce dernier, pense que, mieux qu'aucun autre instrument, les bougies de cire sont capables de se mouler sur tous les points de la face antérieure du rétrécissement et même de pénétrer dans son orifice antérieur et de modifier ainsi la forme de l'antichambre.

4° Une quatrième théorie, proposée par M. Voillemier, et appuyée sur des faits très-probants, doit entrer en ligne de compte pour expliquer l'action de ces bougies : c'est celle de la *dilatation inflammatoire*. Lorsqu'un corps étranger, dit M. Voillemier, est introduit au milieu des tissus vivants, sa présence y détermine une série d'actes qui tous ont pour but son élimination. Le corps étranger détermine d'abord une irritation, un resserrement des tissus avoisinants ; mais, peu à peu, d'autres phénomènes plus lents, plus continus, isolent le corps étranger des tissus avoisinants. De même, lorsqu'une bougie est placée dans un rétrécissement, de manière à le remplir sans le forcer, elle détermine un spasme d'autant plus marqué que les parties sont plus irritables et plus contractiles. Au bout de quelques heures, le spasme n'existe plus; il est facile d'enlever la bougie; pourtant on ne pourrait encore la remplacer par une autre sensiblement plus grosse. Mais, si on laisse la bougie en place pendant plusieurs jours, et jusqu'à ce qu'un écoulement muco-purulent se soit établi dans le canal, on est tout surpris de pouvoir la remplacer par une autre, beaucoup plus volumineuse. Tout en admettant ce que cette théorie contient d'exact et de parfaitement fondé, nous la croyons applicable, surtout aux cas de dilatation permanente, quand la bougie est laissée à demeure pendant un temps relativement long; dans le cas particulier qui nous occupe, alors que la bougie de cire est appuyée seulement une heure, une demi-heure, *au devant* du rétrécissement, nous pensons que cette action inflammatoire n'est que secondaire, et que l'action mécanique joue le rôle principal.

Il est bien entendu que cette théorie sur l'action mécanique des bougies de cire n'est applicable que lorsque la bougie est appuyée contre la face antérieure du rétrécissement et non pas dans les cas où le rétrécissement est franchissable et où la bougie a pénétré dans son intérieur. Dans ce dernier cas, l'action inflammatoire nous paraît en effet jouer le rôle principal.

Nous ne nous étendrons pas davantage sur ces diverses théories qui n'ont, en somme, qu'une importance secondaire au point de vue purement pratique, et nous avons hâte d'arriver à la description des divers procédés mis en usage pour introduire la bougie filiforme dans la vessie.

CHAPITRE IV.

INTRODUCTION DE L'INSTRUMENT FILIFORME.

Que le traitement préparatoire, au moyen des injections et de la bougie de cire, ait été mis en usage, ou que, comme le désire M. Voillemier, on se soit abstenu de toute recherche à la partie antérieure du rétrécissement, voyons de quelle manière il convient d'introduire la bougie ou la sonde destinée à franchir le rétrécissement. C'est surtout ici que l'on peut dire que chaque chirurgien, chaque auteur, a un procédé particulier. Aussi, loin de nous la pensée de les passer en revue, nous avons plutôt l'intention de suivre l'ordre clinique et d'examiner les divers cas *qui peuvent se présenter*.

A. La bougie ne pénètre pas dans le rétrécissement. — Nous avons déjà dit que dans un bon nombre de cas, il est impossible de *faire pénétrer* la bougie dans la partie antérieure du rétrécissement. Ce fait tient à la déviation du canal et de l'orifice antérieur du rétrécissement, qui n'est pas situé dans l'axe du canal. C'est en se basant sur ces données anatomiques que l'on a cherché depuis longtemps divers procédés destinés à mettre l'extrémité de la bougie en contact avec l'entrée du rétrécissement.

Instruments rigides (1). Ducamp, après avoir déterminé, au moyen de son explorateur emplastique, le point où siégeait l'orifice du rétrécissement, se servait d'une sonde en caoutchouc, portant à son extrémité antérieure et latérale une éminence olivaire, plus ou moins forte ; il l'in-

(1) Ducamp. Traité des rétentions d'urine, 1822, p. 150,

troduisait dans l'urèthre, jusqu'à l'obstacle, faisait glisser dans la cavité de la sonde une bougie, et plaçait la sonde de façon à mettre l'extrémité de la bougie en rapport avec l'orifice du rétrécissement. M. Voillemier, « ayant constaté que le volume et la forme de cet instrument en rendaient l'introduction, dans l'urèthre, difficile et douloureuse, l'a remplacé par une canule d'argent cylindrique, dont l'ouverture antérieure est placée en dehors de son axe. Sa cavité a des parois très-lisses, et présente, vers son extrémité, un petit plan incliné, sur lequel la pointe de la bougie glisse et se porte sur le côté » (1).

M. Voillemier ne dit pas s'il a retiré de grands avantages de l'usage de cet instrument.

Béniqué introduisait, dans l'urèthre, une canule d'argent, munie d'un embout; après l'avoir poussée jusqu'à la partie antérieure du rétrécissement, il retirait l'embout et le remplaçait par un faisceau de bougies déliées, qu'il conduisait, l'une après l'autre, contre le point rétréci. Il donne plusieurs observations à l'appui de sa méthode (2).

Mercier se servait aussi d'un tube métallique, mais remplaçait le faisceau de bougies, d'un maniement difficile, par une tige en acier de 1^{mm} 1/2 de diamètre, qu'il appliquait successivement sur les divers points de la surface du rétrécissement, par une pression douce, mais soutenue.

Ces divers procédés, peu différents les uns des autres, ne semblent pas avoir donné des résultats très-satisfaisants, et cela probablement pour plusieurs raisons : les tubes destinés à conduire les bougies que l'on place dans

(1) Voillemier. Loc. cit., p. 163.

(2) Béniqué. Observ. sur le traitement des rétrécissements de l'urèthre; Paris, 1844.

leur intérieur, ont l'inconvénient de ne pouvoir pénétrer que jusqu'au premier rétrécissement. Or, nous savons que, dans la majorité des cas, il en existe plusieurs, dont le plus profondément situé est en même temps le plus étroit et le plus difficile à franchir.

Nous pensons, en second lieu, que la tige métallique, d'un calibre peu considérable, dont se sert M. Mercier, est d'un emploi délicat et expose à faire des fausses routes, dans les cas où une bougie fine ne peut pénétrer facilement dans le canal.

M. Thompson, d'accord en cela avec la plupart des chirurgiens anglais et quelques auteurs français, préfère l'instrument solide, surtout lorsque l'orifice du rétrécissement est situé en dehors de l'axe de l'urèthre, c'est-à-dire dans les cas dont nous occupons actuellement.

Il se sert d'une sonde en argent, terminée par une bougie métallique très-déliée, instrument dont nous avons déjà parlé précédemment, et recommande de l'introduire avec une extrême légèreté de main.

Lorsqu'il n'a pu pénétrer d'emblée dans le rétrécissement, il retire l'instrument de 2 à 3 centimètres, le glisse deux ou trois fois le long d'un côté du canal, pour répéter la manœuvre du côté opposé, et enfin sur les parois supérieures et inférieures, se souvenant que l'orifice du rétrécissement siége à droite, à gauche, au-dessus ou au-dessous de la ligne normale.

Le principal avantage, selon lui, de l'usage de cet instrument rigide, c'est de pouvoir le guider avec certitude au point où l'on pense que siége l'orifice du rétrécissement. Une fois que l'instrument est engagé, M. Thompson conseille de bien se souvenir du point où l'on a pénétré une première fois, et d'en prendre note pour faciliter les recherches ultérieures.

Sans doute, entre les mains d'un praticien aussi habile et aussi expérimenté, un pareil instrument a pu donner de grands succès, mais il expose à des dangers, à la perforation de l'urèthre et aux fausses routes, dangers du reste que ne méconnaît pas M. Thompson lui-même; aussi est-ce presque à contre-cœur et en tremblant qu'il le recommande, et nous voyons que dans ses Leçons cliniques, publiées postérieurement à son Traité sur les rétrécissements de l'urèthre, il revient avec encore plus de force sur le danger de se servir d'instruments métalliques d'un petit calibre. « On ne saurait, dit-il, introduire dans l'urèthre d'arme plus dangereuse qu'un très-petit cathéter, à moins de proportionner la légèreté de la main et la circonspection de la manœuvre à la ténuité de l'instrument. Dans ces circonstances, on ne déploiera jamais trop de soin. Jugez avec quelle facilité un instrument pareil à celui que je vous montre doit s'engager, soit dans les lacunes, soit dans une fausse route, soit au travers des molles parois de l'urèthre (1).

M. le professeur Trélat a fait construire autrefois des stylets en argent, très-exactement calibrés, des n°s 1 et 2 de la filière Charrière, terminés par une extrémité olivaire fabriquée avec le plus grand soin. Mais il a renoncé entièrement à l'usage de ces instruments métalliques d'un petit calibre, à cause des dangers et de l'incertitude que présente leur introduction. Du reste, dans une communication orale, il nous a dit avoir réussi, après des tentatives réitérées, à franchir tous les rétrécissements avec

(1) Thompson. Leçons cliniques, trad., p. XLIV.

des bougies en gomme, sauf dans un seul cas où il a été obligé de recourir à la cautérisation rétrograde de MM. Mallez et Tripier.

Sans doute nous reconnaissons que l'emploi des bougies en gomme ne permet pas de franchir les rétrécissements dans tous les cas; mais nous ne pensons pas qu'il faille pour cela renoncer à leur usage, après deux ou trois tentatives infructueuses; nous allons voir au contraire, d'après les observations que nous avons recueillies, que l'emploi méthodique des bougies molles a été suivi de succès dans la grande majorité des cas de rétrécissements difficiles à franchir, et cela sans que leur usage expose à pratiquer des fausses routes. Nous pensons donc que, sans rejeter complètement l'usage des instruments métalliques, il convient de les réserver pour certains cas tout à fait exceptionnels.

Tout ce que nous venons de dire, au sujet des bougies métalliques, s'applique aux bougies de baleine qui présentent les mêmes avantages et les mêmes inconvénients, et qui, comme le fait remarquer M. Voillemier, conviennent tout au plus dans certains cas de rétrécissements siégeant dans la portion pénienne de l'urèthre. Cependant, M. Phillips dit s'être servi avec avantage de bougies en baleine auxquelles il donne une forme de spirale; seulement il introduit la bougie très-lentement jusqu'au rétrécissement sur lequel il appuie pour ne plus le quitter, et il fait tourner très-légèrement la bougie, sans jamais lui imprimer de mouvements de va-et-vient.

Introduction de la bougie en gomme. — La majorité des chirurgiens français préfèrent donc et avec raison les bougies en gomme, d'un petit calibre, auxquelles ils font subir diverses inflexions, comme nous l'avons déjà vu.

Voyons maintenant les règles qui ont été données pour l'introduction de ces instruments, ainsi que sur la position que l'on doit donner au malade et la longueur des séances, etc.

Le principal, comme nous le verrons, n'est pas d'adopter tel procédé plutôt que tel autre, mais plutôt, une fois que l'on en a adopté un, de s'y tenir un certain temps sans changer à tout instant de mode opératoire.

« L'inutilité d'une première tentative, comme le fait remarquer Velpeau, ne dit rien pour la seconde. Mille particularités, que la pratique seule apprend à distinguer, peuvent s'opposer d'abord au succès, et le permettre une minute après. »

Plus loin il donne les règles de l'introduction de la bougie : « La verge est tenue de la main gauche, la bougie poussée de la main droite..... Les plus grêles s'engagent facilement au fond des lacunes de Morgagni, ou dans le moindre repli du canal. Pour peu qu'il se présente de résistance, on la fait tourner comme un axe entre les doigts, après l'avoir retirée de quelques lignes et en continuant de la pousser près de l'obstacle. Un cul-de-sac, une plicature, une fausse direction, une rugosité, le relief formé par la coarctation elle-même, peuvent en arrêter la marche. C'est alors surtout qu'il faut la faire avancer doucement, la ramener à soi, en varier l'inclinaison, la tourner entre les doigts, en favoriser le passage au moyen de l'indicateur appuyé sur le périnée, etc. » (1)

(1) Velpeau. Médecine opératoire, t. IV, p. 707.

Nous avons reproduit textuellement cette citation de Velpeau, qui résume bien les indications données par les auteurs sur le mode d'introduction des bougies. Voyons quelques particularités indiquées par Civiale, MM. Thompson, Voillemier, etc., avant de passer à la description du mode opératoire employé par M. Guyon.

M. Voillemier, après avoir donné les mêmes indications que Velpeau, signale la méthode de Hunter, qui recommande, quand le rétrécissement siége au niveau du bulbe ou dans la région membraneuse, de presser avec les doigts sur le périnée. Ce moyen lui a réussi assez souvent, moins souvent cependant que celui qui consiste à introduire la bougie au moment même où s'opère la miction (1).

« Le malade se place debout ou agenouillé sur son lit. Le chirurgien est debout en face de lui. Avec la main gauche, il tient la verge horizontalement, tandis qu'avec la main droite il porte la bougie dans l'urèthre, jusqu'au point rétréci. Alors il dit au malade d'uriner, et, dès que les urines jaillissent, il profite de ce moment pour enfoncer la bougie et l'engager dans le rétrécissement. Cette manœuvre, assez simple et sans inconvénient, exige l'emploi d'une bougie dont la pointe ne soit pas trop molle, afin qu'elle puisse résister à l'impulsion de l'urine (1).

Il ne nous appartient pas de juger ce mode de traitement, que nous n'avons jamais vu employer. Nous croyons cependant que, dans certains cas, il doit être fort difficile de faire uriner le malade atteint de rétrécissement devant le chirurgien, alors que, même à l'état normal, il urine avec tant de difficulté devant lui.

(1) Voillemier. Loc. cit., p. 165.

Leroy d'Etiolles, le promoteur de la bougie tortillée, dit qu'il n'est pas nécessaire, pour l'introduire, de lui imprimer de mouvements de rotation, mais qu'il faut la présenter très-doucement au rétrécissement ; si elle bute on la retire d'un centimètre environ, on lui fait exécuter un quart de cercle, et de nouveau on la fait cheminer. Le passage lui est-il refusé encore, on la retire une deuxième fois; elle reçoit un léger mouvement de rotation d'un autre quart de cercle, puis elle est poussée en avant. La pointe est présentée ainsi successivement dans toutes les directions que peuvent affecter les sinuosités de l'angustie (1).

Leroy apporte un grand nombre de faits à l'appui de son procédé, peu différent en somme de celui que nous avons vu employer par M. Guyon, et que nous allons décrire maintenant.

Lorsque, après une première exploration, M. Guyon a reconnu l'impossibilité de faire pénétrer une bougie des n°s 3 à 5, dans le rétrécissement, il prescrit un repos absolu de quelques jours au malade, des bains, des cataplasmes, des lavements émollients; puis, après avoir préparé le canal par l'application de bougies en cire des n°s 10 à 14, laissées une heure, une heure et demie au devant du rétrécissement, il les retire et les remplace immédiatement par la bougie en gomme. Celle-ci présente le volume des n°s 4 ou 5 de la filière Charrière : elle n'est pas trop effilée à la pointe, de manière à ne pas blesser la muqueuse; elle est plus ou moins recourbée, à angle mousse, et non à angle droit ; l'étendue de la portion recourbée varie du reste, suivant que l'orifice du rétrécissement est plus ou moins excentrique, ce que

(1) Leroy d'Etiolles, Traité des angusties, 1845, p. 200.

l'on peut *parfois* vérifier par l'empreinte laissée sur les bougies en cire. Comme nous l'avons déjà dit, afin de donner plus de résistance à l'extrémité de la bougie, M. Curtis a proposé de la collodionner dans une étendue de 1 à 2 centimètres. M. Guyon fait un grand usage de ces bougies collodionnées qui, sans présenter la résistance des bougies de baleine, et sans avoir à pratiquer des fausses routes, présentent cependant une résistance suffisante pour ne pas se replier au moindre obstacle.

Les bougies ainsi choisies sont introduites avec beaucoup de douceur dans le canal. Il faut éviter avec soin la paroi supérieure de l'urèthre, où siégent en général les lacunes, de même que la paroi inférieure, dans le cas où il existe des fausses routes. En général, il est préférable, pour introduire la bougie, de la conduire sur une des parois latérales du canal, celle par exemple qui indique l'empreinte laissée sur la bougie en cire. Arrivé au niveau du rétrécissement, si l'on ne pénètre pas d'emblée dans son intérieur, il est bon de retirer légèrement la bougie et de l'introduire de nouveau, en lui faisant subir un léger mouvement de torsion entre les doigts. Toutes ces manœuvres ont du reste déjà été indiquées par un bon nombre d'auteurs, et s'apprennent mieux par la pratique qu'elles ne peuvent se décrire. Le principal, comme Civiale, Voillemier, Thompson et bien d'autres auteurs l'ont fait remarquer, c'est de s'armer de patience et de bien se garder de recourir à la violence et à la force. Souvent (dit avec beaucoup de raison M. Curtis), par suite de la fatigue croissante que cause une séance de cathétérisme un peu prolongée, « l'attention et les sens du chirurgien finissent par se lasser. Plus encore que les muscles, le sens du toucher et le sens musculaire perdent leur délicatesse, et le chirurgien est alors exposé à employer un excès de force dont il est inconscient, s'il n'est pas prémuni d'avance contre le danger» (1).

« Dans la manœuvre, le chirurgien se gardera toujours, dit M. Guyon, de faire effort avec la bougie; il doit toucher tous les points de la surface antérieure du rétrécissement, avancer et reculer à tout moment, ne donner en avançant qu'une propulsion douce, qui lui permette de toucher et de sentir le moment où se fera l'engagement » (2).

Durée des séances. — Disons maintenant quelques mots sur la durée que l'on doit donner aux séances et aux manœuvres que nous venons de rappeler, lorsque après un certain temps on ne parvient pas à pénétrer dans le rétrécissement. Les auteurs ne sont pas d'accord sur la durée à donner aux séances. Tandis que quelques chirurgiens sont d'avis de les prolonger très-longtemps, d'accord avec MM. Voillemier, Thompson, Curtis, nous pensons que, dans les cas où il n'y a pas urgence, où il n'existe pas une rétention d'urine absolue, il est inutile de prolonger outre mesure les séances qui fatiguent le malade, lassent la patience du chirurgien, irritent et font saigner le canal, et déterminent une inflammation et un gonflement de la muqueuse préjudiciables au succès consécutif, et pouvant déterminer fréquemment des accidents de fièvre urineuse. « Tant que la miction n'est pas compromise, et que le malade n'est pas sous le coup d'accidents imminents, il n'est pas nécessaire de se hâter.

(1) Curtis. Loc. cit., p. 405.
(2) Guyon, Loc. cit., p. 31.

dit M. Voillemier. On fera chaque jour de nouvelles tentatives, et il vaut mieux les renouveler plus souvent que de les trop prolonger. Il est même prudent de les suspendre pendant deux ou trois jours, quand le rétrécissement devient douloureux, ou quand il s'échappe une certaine quantité de sang. » (1).

M. Thompson, qui se sert, il est vrai, dans un bon nombre des cas, de l'instrument métallique, bien plus susceptible d'offenser le canal que la bougie en gomme, dit qu'une main légère peut se permettre des recherches de 20 à 30 minutes sans le moindre dommage ; mais, si le malade souffre beaucoup, s'il saigne un peu abondamment, si vous-même vous perdez patience, arrêtez-vous, etc. (2).

Dans les cas de rétention absolue d'urine, il est évident que les manœuvres peuvent être prolongées pendant un temps plus considérable. Dans ces cas, il importe avant tout de pénétrer dans le rétrécissement. C'est dans un cas semblable, que Civiale (3) a mis quatre heures pour pénétrer dans le rétrécissement.

M. Guyon ne prolonge guère la durée des séances au delà d'un quart d'heure, d'une demi-heure au maximum ; il procède avec beaucoup de douceur et s'arrête dès que le canal saigne ; il répète les séances tous les jours, ou tous les deux jours, suivant l'impressionnabilité du malade, faisant précéder chaque fois l'introduction de la bougie filiforme de l'application de la bougie en cire contre la partie antérieure du rétrécissement. Si le malade est pris de frisson et de fièvre, ce qui n'est pas fréquent, comme

(1) Voillemier. Loc. cit., p. 165.
(2) Thompson. Leçon III, p. 46, traduction.
(3) Civiale, Traité pratique, t 243.

nous le verrons plus tard, en parlant des accidents qui peuvent survenir pendant le traitement, il cesse toute manœuvre pendant un temps plus ou moins long, jusqu'à ce que le pouls et la température soient redescendus à la normale.

Les accidents fébriles sont combattus au moyen des sudorifiques et du sulfate de quinine, à la dose de 0,50 c. à 1 gr.

Avant de passer au second cas, celui où l'on peut faire pénétrer un instrument jusque dans la partie antérieure du rétrécissement, nous allons donner un exemple destiné à faire mieux comprendre le mode opératoire que nous venons de décrire.

Observation I.

Rétrécissement traumatique, difficile à franchir, de la portion pénienne.

Pl..., 23 ans, salle Saint-Vincent, n. 18, service de M. Guyon à Necker. Entré le 8 octobre 1873, sorti le 12 novembre 1873.

Antécédents. — Première blennorrhagie il y a un an durant trois mois environ. Il y a neuf mois, à la suite de rapports sexuels, le malade a aperçu un léger suintement sanguin et pendant trois jours il s'est écoulé un peu de sang par le canal.

Depuis cette époque il dit uriner moins facilement. Le jet est considérablement diminué depuis plus de trois mois. Jamais de rétention d'urine complète.

9 octobre. *Etat actuel.* — Le malade urine goutte à goutte; il y a un peu d'orchite et de vaginalite à gauche. On sent un anneau induré bien manifeste à la racine de la verge. Pas de douleurs rénales, pas de fièvre ; le malade vide incomplètement sa vessie. Repos, bains, cataplasmes. L'orchite et la vaginalite diminuent.

Le 17. Exploration du canal ; l'explorateur à boule du n. 20 ne franchit pas le méat ; le n. 15 est arrêté à la racine de la verge ; le n. 8 idem ; le rétrécissement ne peut pas être franchi avec une bougie fine, ni avec une bougie du même calibre recourbée en baïonnette et collodionnée.

Les 18, 19, 20. On applique pendant une demi-heure une bougie en cire du n. 12 contre la face antérieure du rétrécissement. Retirée, elle est aplatie, mais ne donne aucune empreinte.

Le 21. On fait des tentatives inutiles pour franchir le rétrécissement avec une bougie collodionnée, recourbée en baïonnette, après avoir appliqué une demi-heure la bougie en cire contre la face antérieure du rétrécissement.

Le 22. Pas de fièvre; état général bon. Application de la bougie en cire qui ne donne aucune trace de pénétration.

Le 23. Après une nouvelle application de la bougie en cire, une bougie collodionnée et recourbée en baïonnette du n. 6 franchit le rétrécissement; le malade ne peut pas la garder plus de dix minutes à demeure.

Le 24. Pas de fièvre, mais douleur au niveau du périnée; le nodus que l'on sent à la racine de la verge semble avoir un peu augmenté de volume. Grande difficulté pour uriner, surtout la nuit.

Le 25. La vessie est à moitié pleine; le malade a eu beaucoup de peine à uriner. On pénètre dans le rétrécissement avec une petite bougie armée recourbée en baïonnette et collodionnée, et l'on pratique de suite l'uréthrotomie interne. Le conducteur métallique entre assez facilement. La lame est arrêtée par un seul obstacle très-dur. Bougie n. 16 à demeure.

Le 26. Le malade a parfaitement uriné. Il ne s'est écoulé que quelques gouttes de sang après l'opération. Pas de fièvre : le nodus situé à la racine de la verge a sensiblement diminué. On enlève la sonde à demeure.

Le 27. Hier dans la journée, rétention d'urine durant deux heures environ. Nouvelle rétention dans la nuit durant trois heures. Le nodus a un peu augmenté de volume. Pas de fièvre.

Le 29. Pas de nouveaux accidents. Pas de fièvre. Le malade urine très-facilement; le nodus diminue.

8 novembre. Premier cathétérisme depuis l'opération; une bougie n. 17 entre facilement. Le nodus a presque entièrement disparu.

Le 13. Les n. 17, 18 entrent facilement.

Le 18. Les cathéters Béniqué des n. 34 à 37 pénètrent facilement. Le malade sort urinant parfaitement.

20 décembre. Revient se faire sonder; le n. 17 entre facilement.

Nous avons choisi ce cas-là comme un des plus simples, exempt de complications de fistules, de cystite ou de lésions rénales.

On voit avec quelle facilité, une fois que la bougie a pénétré dans la vessie, la guérison a eu lieu; le traitement n'a donné lieu à aucun accident fébrile.

B. La bougie pénètre dans la partie antérieure du rétrécissement. — Lorsque, après des tentatives plus ou moins prolongées, on a réussi à pénétrer dans le rétrécissement, deux cas peuvent se présenter : ou bien la bougie le traverse facilement et pénètre jusque dans la vessie, (nous verrons plus loin la conduite à tenir dans ce cas), ou bien la bougie est retenue, serrée, et ne peut avancer et nous rentrons ainsi dans le second cas que nous avons à examiner :

Celui dans lequel la bougie a pénétré dans l'intérieur du rétrécissement sans pouvoir le franchir dans toute son étendue.

Mais avant de passer à l'étude de ce deuxième groupe de cas, une question préliminaire s'impose au praticien, c'est de reconnaître si oui ou non la bougie a pénétré dans l'intérieur du rétrécissement.

Velpeau s'était déjà occupé de la question. « On sait, dit-il, que la bougie entre dans le rétrécissement, quand, en ne voulant plus avancer, elle ne tend pas à reculer et se trouve comprimée par la pointe. On peut être certain du contraire, tant qu'elle ressort dès qu'on cesse de la presser et qu'elle n'offre pas de résistance à la main qui veut la retirer. Une main exercée ne s'y trompera pas, et sentira mieux, qu'on ne peut le dire, la différence qui existe entre une bougie engagée et celle qui n'est qu'arrêtée. » (1).

Civiale (2) reconnaît aussi que la bougie est engagée à la constriction qu'elle éprouve de la part du rétrécissement qui la retient; il faut un léger effort pour la retirer, tandis que, dans le cas contraire, on la ramène aisément. Outre cette sensation de constriction perçue par le chirurgien et de résistance lorsqu'on veut retirer la bougie sur laquelle M. Curtis a aussi beaucoup insisté, un autre signe peut encore renseigner le chirurgien : c'est une sensation particulière perçue par certains malades, sensation de pénétration sans douleur, bien différente de la douleur qu'ils éprouvent lorsque la bougie a pénétré dans une lacune ou dans une fausse route.

Nous n'insisterons pas davantage sur cette sensation de pénétration qui se perçoit bien mieux qu'elle ne se décrit, et nous arrivons au traitement.

Traitement. — Se basant sur le fait que, dans la majorité des cas, ce qui empêche la bougie de progresser, c'est l'étroitesse du rétrécissement, plusieurs auteurs, Velpeau et M. Voillemier entre autres, ont conseillé de la remplacer par une bougie d'un calibre moins considérable; ils conseillent de la fixer au point où elle a pénétré.

Dans ce cas, Civiale se servait fréquemment de bougies en cire; lorsqu'il avait reconnu, au moyen de l'empreinte laissée sur la bougie, la pénétration dans l'intérieur du rétrécissement; il prenait une bougie conique en gomme élastique un peu raide; après s'être assuré

(1) Velpeau. Loc. cit., p. 708.
(2) Civiale. Loc. cit., p. 194.

que son extrémité fine était engagée dans le rétrécissement, il exerçait une pression graduée et progressive, en ayant soin de tirer sur la verge autant qu'il le pouvait sans provoquer de douleur (1).

M. Thompson, après avoir admis autrefois que l'on pouvait déterminer une légère pression sur la bougie, lorsque l'on avait pénétré dans l'intérieur du rétrécissement, reconnaît, dans ses leçons cliniques, que l'emploi de la *force doit être entièrement rejeté dans toute circonstance quelle qu'elle soit, lorsqu'il s'agit de traverser un rétrécissement* (2). Il est évident que, lorsqu'on se sert d'un instrument métallique d'un petit calibre, comme il le fait dans les cas de rétrécissements très-étroits, ce précepte est d'une nécessité absolue. Nous le croyons applicable de même à la bougie en gomme, et d'accord avec la majorité des chirurgiens actuels, nous repoussons l'emploi de la force comme nuisible et dangereux.

Nous adoptons complètement la manière de voir de M. Voillemier qui croit, contrairement à bon nombre de chirurgiens, « qu'il est dangereux lorsque la bougie a pénétré dans le rétrécissement de la laisser en place, en recommandant au malade d'essayer plusieurs fois par jour de la pousser jusque dans la vessie. Ce moyen, ajoute-t-il, réussit assez souvent, mais il n'est pas sans inconvénient. Fréquemment, on observe des douleurs vives et des troubles généraux lorsque la bougie pénètre de force dans le rétrécissement. Il n'est pas rare que les parties enflammées se gonflent au point de causer une rétention d'urine, etc. » (1).

(1) Civiale. Loc. cit., t. I, p. 199.
(2) Thompson. Leçons cliniques, trad., p. XLV, éd. J.-B. Baillière.
(3) Voillemier. Loc. cit., p. 160.

M. Voillemier se contente, au lieu d'enfoncer la bougie aussi loin que possible, de l'engager dans le rétrécisse ment de manière qu'elle n'y soit pas serrée. Il ne confie pas au malade le soin de la pousser dans la vessie et lui recommande, au contraire, de la retirer, après trois ou quatre heures et même plus tôt s'il éprouve de la douleur.

Description. — Nous avons décrit en détail la pratique de M. Voillemier, parce que c'est à peu de chose près celle que nous avons vu employer par notre maître M. Guyon. Lorsque la bougie fine ne traverse pas le rétrécissement, et qu'elle est seulement légèrement engagée dans son intérieur, il se garde bien de la pousser avec force, mais attend quelques instants, puis essaie de nouveau de la faire pénétrer avec douceur. S'il ne réussit pas, il la retire après l'avoir laissée dans l'intérieur du rétrécissement pendant un temps variable, suivant la sensibilité du canal. Le lendemain, ou quelques jours après, suivant l'état général du malade, il recommence les tentatives d'introduction, en débutant par la bougie de cire, appliquée pendant un temps plus ou moins long à la partie antérieure du rétrécissement. Cette bougie de cire peut, dans certains cas, comme nous l'avons déjà dit, donner des renseignements précieux sur le siége de l'orifice du rétrécissement et faciliter les tentatives ultérieures.

La bougie de cire enlevée, on la remplace par la bougie en gomme collodionnée, et l'on a grande chance, au bout d'un certain nombre de jours, de la voir s'introduire de plus en plus profondément dans l'intérieur du rétrécissement et finir par le franchir dans son entier.

Résumé. — Ainsi donc , et pour résumer en quelques

mots le traitement que nous avons vu employer dans les cas de rétrécissements difficiles à franchir, que la bougie ait pénétré ou non dans le rétrécissement, lors d'une première tentative, le traitement local consiste dans l'application d'une bougie en cire, du volume des n°s 10 à 15 de la filière Charrière, pendant une demi-heure, une heure contre la partie antérieure du rétrécissement, suivie de l'introduction d'une bougie fine, recourbée et collodionnée, et cela, en suivant certaines règles que nous avons indiquées.

Nous croyons utile de donner ici quelques exemples destinés à faire mieux comprendre ce mode de traitement avant de parler de la conduite à tenir une fois la bougie introduite dans la vessie, et de mentionner les résultats obtenus.

Observation II.

Rétrécissement de l'urèthre difficile à franchir ; fistules urinaires ; uréthrotomie interne.

G... (Joseph), âgé de 40 ans, employé. Entré le 6 avril 1873, salle Saint-Vincent, n. 10, à Necker. Sorti le 9 mai 1873.

Antécédents. — Première blennorrhagie à 25 ans durant trois ans, avec des alternatives de mieux et de plus mal. Le malade, un an après le début de sa première blennorrhagie, tombe sur une barrique, ressent une vive douleur au niveau de la racine de la verge, et est atteient d'hémorrhagie par le canal durant plus de douze heures. Depuis cette époque il prétend ne plus uriner aussi facilement.

Dix ans après la première chute, le malade en a fait une seconde, suivie d'un léger écoulement de sang par l'urèthre. Il y a deux ans le malade, à la suite d'un abcès urineux durant trois semaines environ, accompagné de fièvre, de vives douleurs, surtout pendant la marche, a été atteint d'une fistule ouverte spontanément à la partie postérieure du scrotum. A cette époque le malade urinait encore avec un petit jet.

Depuis cette époque la fistule, tantôt fermée, tantôt donne issue à quelques gouttes d'urine peudant la miction.

Jamais de rétention complète d'urine. Pas de tentative de cathétérisme avant la formation de l'abcès.

Quelque temps après l'ouverture de la fistule, on essaya de lui passer de petites bougies en gomme, mais jamais on ne réussit à pénétrer dans la vessie. Le malade garda pendant un quart d'heure, une demi-heure des bougies en cire qu'on faisait arriver jusqu'à l'entrée du rétrécissement. Enfin des essais avec de petites bougies de corde tressée et de fines bougies en baleine furent également infructueux. Jamais le canal n'a saigné à la suite de ces diverses tentatives.

Depuis le mois de janvier, le malade urine goutte à goutte.

Incontinence d'urine datant d'un an et demi environ, marquée surtout quand le malade est debout; incontinence nocturne datant de quatre mois. Jamais de fièvre, ni de douleurs rénales, ni spontanées, ni à la pression. Depuis le mois de janvier urine goutte à goutte; plus de jet.

Symptômes généraux peu accusés; ni vomissements, ni diarrhée.

Examen local. — Tumeur allongée, très-dure, du volume d'une noisette, occupant la partie antérieure du canal, au niveau de la partie postérieure du scrotum, un peu en avant du bulbe. Vessie moyennement distendue.

8 avril. L'explorateur 18 est arrêté à la racine de la verge, un ressaut au retour. Le n. 11 arrive jusqu'à l'induration sur laquelle repose la fistule, un peu en arrière de la partie moyenne du scrotum; rétrécissement très-dur.

La plus petite bougie ne parvient pas à franchir ce rétrécissement.

Le 10. Une bougie de cire du n. 12 s'engage un peu dans le rétrécissement, l'extrémité de la bougie est amincie et présente des dépressions circulaires; l'inflexion de l'extrémité de cette bougie montre en même temps que le canal est dévié.

Le 11. Il urine goutte à goutte; pas de fièvre; tentative infructueuse avec une bougie fine recourbée en baïonnette à extrémité collodionnée. On replace la bougie de cire un quart d'heure au devant du rétrécissement.

Le 12. Bougie en cire trois quarts d'heure en avant du rétrécissement.

Le 13. Le malade urine goutte à goutte et avec assez de peine.

Le 14. La vessie remonte jusqu'à l'ombilic; urine un peu décolorée; léger dépôt muco-purulent; mal de tête lors des efforts de la miction.

Le 15. La difficulté pour uriner augmente; la vessie est distendue; le malade ressent des douleurs pendant la nuit au niveau de la vessie; il a fort peu uriné depuis hier. Tentatives prolongées avec une bougie n. 3, à la suite desquelles il rend quelques gouttes de sang et un petit fragment de muqueuse qui revient avec la bougie; bain prolongé. Soir, le malade a passablement uriné après le bain; la vessie est moins distendue. Pouls 96. Temp. 38. Nouvelles tentatives infructueuses.

Le 16. Le malade a uriné dans la nuit, vessie moins distendue. P. 84. T. 38,2.

Le 17. P. 84. T. 37,6. Il a bien dormi et passablement uriné. Après avoir introduit jusqu'au niveau du rétrécissement et laissé une demi-heure une bougie de cire, qui, retirée, présente la forme suivante :

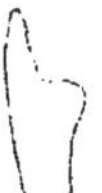

on franchit le rétrécissement avec une bougie collodionnée en forme de baïonnette, du n. 3 que l'on fixe à demeure.

Soir, pas de fièvre. T. 38. Le malade urine facilement le long de la bougie.

Le 18. Depuis huit jours le malade rend quelques gouttes d'urine par sa fistule; bougie à demeure. Soir, T. 37,5. Un peu d'œdème et infiltration des bourses.

Le 19. Œdème et infiltration des bourses; le malade a uriné souvent dans la nuit.

Uréthrotomie avec une lame 23. La bougie armée entre facilement; un seul rétrécissement très-dur. Sonde 16 à demeure. Il s'écoule de l'urine trouble, chargée de bouchons de mucus, puis du pus; lavage de la vessie. Soir, T. 38,8. P. 100. A bien uriné, vessie vide; la sonde marche bien.

Le 20. Le malade n'a pas bien dormi; un peu de fièvre, urines assez fortement teintées de sang; il urine facilement. Soir, T. 37,8.

Le 21. Encore un peu de sang dans les urines. On laisse la sonde à demeure. Soir, léger mouvement fébrile. T. 38,2.

Le 22. Toujours les urines teintées de sang; suppuration assez abondante du canal.

Le 23. Urines encore sanguinolentes; pas de fièvre. Soir, T. 37,5.

Le 24. Pas de fièvre hier au soir. Frisson ce matin à cinq heures et fièvre à neuf heures. T. 40,2. Urine plus claire; langue sale; thé au rhum; 1 gr. sulfate de quinine. On enlève la sonde. Soir, T. 40,2.

Le 25. Matin, T. 37,4. La fièvre est complètement tombée; le malade a dormi.

Le 26. Un peu de pus dans les urines, un peu d'œdème des bourses, du gland et du prépuce; l'urine ne s'écoule pas par la fistule. Vessie vide.

Le 27. L'œdème diminue.

Le 30. Le mieux continue.

2 mai. L'œdème de la verge et des bourses reparaît à la suite d'une promenade au jardin. T. 39,5. Petit frisson à deux heures du matin.

Le 3. Pas de fièvre. On commence le cathétérisme; bougie n. 16 entre facilement. On sonde le malade et retire environ 150 gr. d'urine alcaline; lavage de la vessie, très-peu de dépôt. Soir, l'infiltration des bourses a un peu augmenté. Pas de fièvre.

Le 5. On introduit une sonde à béquille n. 19. Le malade vide mal sa vessie; 200 gr. d'urine un peu alcaline.

Le 6. On continue le sondage chaque matin; un peu d'écoulement; l'infiltration des bourses diminue.

Le 9. L'infiltration de la verge et des bourses a disparu; le malade quitte Necker. Le n. 19 passe. Les fistules sont complètement cicatrisées. Il se passera le n. 15 de temps en temps. Il vide presque complètement sa vessie.

En juillet, la cicatrisation de la fistule s'était maintenue; le malade se passait facilement un n. 15.

Cette observation est intéressante sous plusieurs rapports : d'abord à cause des nombreuses tentatives infructueuses qui ont été faites avant son entrée à l'hôpital, puis à cause des accidents qui ont suivi l'uréthrotomie et qui doivent être attribués en bonne partie, suivant nous, à la présence de la sonde à demeure.

Enfin, il est intéressant de voir l'uréthrotomie interne déterminer immédiatement la cicatrisation de la fistule qui persistait depuis deux ans. Nous reviendrons, du reste, sur ce dernier point en parlant du traitement des fistules urinaires.

Observation III.

Rétrécissements difficiles à franchir ; cystite ; uréthrotomie interne ; guérison.

J. G..., âgé de 31 ans, tourneur. Entré le 5 juillet 1873.

Antécédents. — Première blennorrhagie en 1863 durant six mois. Pas d'autre écoulement depuis cette époque.

Depuis 1869 le jet d'urine a diminué. Peu à peu il est devenu petit et bifide. Incontinence d'urine la nuit depuis cinq à six mois. Jamais de rétention complète. Un peu de douleur rénale à la pression, surtout à gauche. La vessie se vide incomplètement.

Exploration du canal. — La bougie à boule du n. 8 est arrêtée à la fosse naviculaire ; le n. 8, à la racine des bourses ; le n. 5 pénètre jusqu'au bulbe sans franchir le rétrécissement ; une bougie fine n. 3 s'engage dans le rétrécissement, mais ne le franchit pas.

Traitement. — Repos ; bains, cataplasmes laudanisés ; tisane de graine de lin.

9 juillet. Le malade a de la peine à uriner. On engage une petite bougie recourbée en baïonnette dans le rétrécissement, mais sans pouvoir le franchir.

Le 10. Une bougie en cire du n. 10 arrive jusqu'au rétrécissement principal ; on la laisse une demi-heure appliquée contre la partie antérieure du rétrécissement. Au moment où on la retire le malade urine beaucoup plus facilement qu'il ne l'a fait depuis longtemps.

Le 11. La bougie en cire replacée en avant du rétrécissement est appuyée contre sa partie antérieure. Essais infructueux pour franchir le rétrécissement avec une bougie collodionnée n. 4.

Les 12 et 13. Nouvelle introduction de la bougie en cire qui pénètre en partie dans le rétrécissement. On la laisse une demi-heure ; elle présente sur un des côtés une saillie filiforme lorsqu'on la retire.

Les 15 et 16. Idem.

Le 19. Après avoir déterminé de légères pressions sur la face antérieure du rétrécissement avec la bougie en cire, on la laisse trente-cinq minutes dans le canal ; puis on parvient après l'avoir retirée à franchir le rétrécissement et à pénétrer jusque dans la vessie avec une petite bougie du n. 4 collodionnée et recourbée en baïonnette. On laisse cette bougie à demeure.

Le 20. Pas de fièvre ; le malade urine bien le long de la bougie.

Le 26. Après huit jours de dilatation permanente, on passe facilement une bougie n. 8 dans le canal. Le n. 10 passe, mais est très-serré.

Le 30. N° 6 à demeure.

1er août. On retire la bougie n. 6, mais on ne peut passer que le n. 10 avec peine.

Le 2. Le malade demande à être débarrassé promptement de son rétrécissement. On pratique l'uréthrotomie interne avec l'uréthrotome Maisonneuve ; l'introduction du conducteur cannelé ne se fait qu'avec difficulté. L'urèthre est dur; la lame 23 incise plusieurs rétrécissements, le dernier très-dur. On fixe une bougie n. 16 dans le canal ; il s'écoule de l'urine trouble chargée de pus.

Le 3. Léger frisson; un peu de fièvre; thé au rhum.

Le 4. Céphalalgie; urines troubles ; le malade urine facilement. Les urines restent troubles pendant fort longtemps ; le malade éprouve divers accidents : diarrhée opiniâtre, hémorrhoïdes enflammées et suppurées, etc. Il reste plus de deux mois après l'opération sans être sondé. En octobre on lui passe facilement les n. 15 et 16, et il quitte l'hôpital au commencement de novembre, urinant facilement et rendant encore un peu de muco-pus avec les urines.

En décembre le malade revient se faire sonder ; les urines sont claires ; le n. 15 passe facilement.

Nous avons cité ce cas comme un exemple de rétrécissement très-étroit, dans lequel la bougie a pénétré dès le premier jour sans pouvoir le franchir. Il est remarquable à plusieurs égards ; d'abord comme rétrécissement dur et étroit sans que l'on puisse invoquer aucun traumatisme pour expliquer le fait, puis par l'action que la bougie de cire semble avoir exercée sur le rétrécissement; et enfin, parce que, malgré la présence d'une cystite assez intense, l'action des bougies n'a déterminé aucun accident fébrile.

Observation IV.

Rétrécissements multiples difficiles à franchir; guérison.

M. Louis, 31 ans, cartonnier. Entré le 27 novembre 1871, salle Saint-Vincent, n. 2. Sorti le 25 février 1875.

Antécédents. — Première blennorrhagie en 1862 durant près de trois mois. Gêne dans la miction depuis près de dix ans. Depuis deux ans le malade urine goutte à goutte, et est sujet à des rétentions d'urine, déterminées surtout par des excès de boisson et durant vingt-quatre heures environ. Depuis six mois tentatives infructueuses faites, soit par un médecin, soit par le malade, pour introduire une bougie des n. 7 ou 8 environ dans la vessie. Depuis trois mois, douleurs rénales et muco-pus dans les urines, frisson et fièvre le soir. Le malade entre le 27 novembre à l'hôpital.

6 décembre. *Exploration du canal.* — Le n. 18 est arrêté en arrière du scrotum. Les explorateurs n. 12 et 8 sont arrêtés au même point. Une bougie fine s'engage dans le rétrécissement, mais sans pouvoir le franchir. Etat général médiocre. Fièvre le soir. Pendant le mois de décembre, tentatives répétées pour faire pénétrer dans la vessie une petite bougie en gomme après avoir laissé la bougie en cire une demi-heure au devant du rétrécissement.

2 janvier. Nouvel essai infructueux.

Le 3. Fièvre et frissons. T. 39,6. Douleur au niveau de la région prostatique. — Sulfate de quinine, thé au rhum.

Le 5. La fièvre a cédé. T. 37,5.

Le 7. Nouvelles tentatives. Une bougie fine s'engage un peu dans le rétrécissement; elle est laissée une demi-heure à demeure. Plus de fièvre ni de frisson.

Le 7. Nouvel essai avec une bougie en cire laissée une heure appuyée contre la partie antérieure du rétrécissement. Soir, la pression rénale est douloureuse en arrière et des deux côtés ; le malade dit souffrir depuis deux mois de douleurs rénales qui ont plutôt diminué depuis le début du traitement. T. 38.

Le 8. Prostate volumineuse], dure et proéminant du côté du rectum, surtout à gauche où elle est douloureuse à la pression. T. 38.

Le 9. Nouvelle introduction de la bougie en cire. Une bougie en cire du n. 10 pénètre dans le rétrécissement et en porte l'empreinte dans une étendue d'un centimètre environ. T. 37,8.

Le 13. Nouvel essai avec une bougie en cire du n. 10, puis avec une bougie en baleine très-fine. Cette dernière ne peut pas franchir le rétrécissement ; léger frisson dans la journée.

Le 15. Nouvel essai infructueux avec une bougie en cire et une bougie collodionnée recourbée en baïonnette.

Les 16 et 17. On place une bougie en cire à l'entrée du rétrécissement, sans faire de tentatives pour introduire une petite bougie.

Le 20. Le malade urine souvent et vide mal sa vessie. Nouvelles tentatives infructeuses avec une bougie en cire et une bougie fine collodionnée et recourbée en baïonnette.

Les 21, 22, 23. La bougie de cire est appliquée chaque jour pendant une demi-heure contre la partie antérieure du rétrécissement.

Le 24. La vessie est un peu distendue ; fièvre et sueur la nuit. Après avoir laissé la bougie en cire une demi-heure appliquée contre la partie antérieure du rétrécissement, on franchit le rétrécissement avec une bougie n. 3 collodionnée et recourbée en baïonnette. On la laisse à demeure.

Le 25. La fièvre est tombée, la vessie presque entièrement vide; le malade a uriné le long de la bougie à demeure. Dépôt de mucopus de moyenne abondance dans les urines.

Le 29. On laisse la bougie à demeure jusqu'au 29. Ce jour-là, M. Guyon pénètre facilement dans la vessie avec le conducteur de l'uréthrotome Maisonneuve et pratique l'uréthrotomie interne. La lame 23 rencontre successivement deux rétrécissements; le canal présente une dureté considérable. Une sonde à bout coupé du n. 17 est laissée à demeure; il s'écoule fort peu de sang pendant l'opération ; immédiatement après le malade rend 700 gr. d'urine. 0,60 sufate de quinine.

Le 30. On enlève la sonde; pas de fièvre ni de frisson. T. 37,5.

Le 31. Pas la moindre fièvre; le malade urine facilement sans douleur et abondamment.

12 février. On sonde le malade pour la première fois depuis l'opération; le n. 16 pénètre, mais est un peu serré; le n. 15 est laissé vingt minutes à demeure.

Le 14. On passe les n. 15 et 16.

Le 15. — — 16 et 17.

Le 17. — — 17 et 18.

Le 19. Les bougies n. 18, 19 et 20 entrent facilement dans la vessie.

Le 21. On passe les cathéters Beniqué 40 et 41.

Le 25. Le malade quitte l'hôpital. On lui recommande de se sonder une fois par semaine avec le n. 17. Il a engraissé. Son état général s'est amélioré. Presque plus de douleurs rénales à la pression. Cependant les urines sont encore un peu troubles et décolorées. Pas le moindre frisson ni le plus petit accès de fièvre depuis l'introduction de la bougie.

CHAPITRE V.

TRAITEMENT CONSÉCUTIF A L'INTRODUCTION DE LA BOUGIE.

Bougie à demeure. — Une fois la bougie introduite à travers le rétrécissement jusque dans la vessie, que faut-il faire : la retirer immédiatement ou la laisser à demeure? Presque tous les auteurs sont d'accord sur ce point. Dans la majorité des cas, il convient de la laisser à demeure pendant un ou plusieurs jours. Une nouvelle introduction de la bougie peut être parfois très-difficile, lorsqu'on a été obligé de la retirer peu après l'avoir introduite, comme nous le verrons dans l'observation n° 7; et, d'autre part, le séjour de la bougie pendant trois ou quatre jours dans le canal rend très-facile l'introduction, au bout de ce temps-là, d'une bougie d'un volume plus considérable. C'est un fait que Civiale, Thompson et Voillemier ont déjà noté, et sur lequel M. Curtis insiste dans sa thèse (au chapitre de la dilatation permanente, p. 51).

Dans la majorité des cas, quelque étroit que soit le rétrécissement, et quoique la bougie soit serrée dans le canal, le malade parvient à uriner le long de la bougie au bout d'une heure ou deux, sans trop de difficulté. Deux fois seulement, sur une vingtaine d'observations de rétrécissement, dans lesquels l'introduction de la bougie a présenté des difficultés, nous avons noté l'impossibilité d'uriner, et de la rétention d'urine ayant obligé de retirer la bougie. Dans ces cas, comme le fait remarquer M. le docteur Voillemier, on fera bien de la replacer aussitôt que possible, une fois que le malade aura uriné, afin de ne pas rencontrer de nouvelles difficultés dans son introduction (1). Parfois même l'on se trouvera bien de pratiquer l'uréthrotomie interne, ou la divulsion, immédiatement après l'introduction de la bougie.

Dans la grande majorité des cas, au contraire, le malade urine facilement le long de la bougie laissée à demeure, et vide peu à peu sa vessie.

La bougie, laissée deux, trois ou quatre jours à demeure, est remplacée par une bougie plus volumineuse, et l'on continue la dilatation permanente ou temporaire suivant les règles ordinaires.

Dans d'autres cas, au contraire, qui nous paraissent les plus fréquents, les rétrécissements difficiles à franchir sont durs, compliqués de fistules, et s'accommodent mal de la dilatation; on est obligé alors, après avoir laissé quelques jours la bougie à demeure, de recourir à d'autres méthodes, la divulsion ou l'uréthrotomie interne, suivant les indications posées par les auteurs qui se sont occupés de ces diverses méthodes de traitement.

CHAPITRE VI.

RÉSULTATS OBTENUS

Voyons maintenant quelle est la fréquence des rétrécissements difficiles à franchir, et les résultats obtenus par le mode de traitement que nous avons décrit.

Sur 90 observations de rétrécissements recueillies dans le service de Civiale, par les soins de M. Guyon, en

(1) Voillemier. Loc. cit., p. 165.

1873 (et il est bon de noter que les cas sérieux sont seuls admis au traitement interne, les malades atteints de rétrécissements légers, qui viennent se faire sonder le matin à l'hôpital, ne sont pas compris dans ce nombre), sur 90 observations de rétrécissements sérieux, disons-nous, 11 fois seulement nous avons noté l'impossibilité de franchir le rétrécissement avec de petites bougies, après une exploration méthodique du canal. Si nous consultons les observations des années précédentes, nous voyons que le nombre des rétrécissements difficiles à franchir est encore moins considérable ; sur 300 cas environ, dont les observations ont été recueillies, on a noté 13 fois seulement une difficulté sérieuse pour franchir le rétrécissement.

Sur les 11 cas observés en 1873, 4 ont succédé au traumatisme, 5 à la blennorrhagie, 2 fois on a pu invoquer les deux causes simultanément.

Sur ces 11 cas, la méthode que nous venons d'indiquer a donné 9 succès.

Deux fois il a été impossible de pénétrer dans la vessie.

Dans un de ces deux cas, il s'agit d'un homme n'ayant pas uriné depuis plus de cinq mois par le méat, dont le périnée était couturé de fistules, et qui est sorti de l'hôpital sur sa demande, urinant à petit jet par le canal, et fort amélioré, sans que l'on ait jamais réussi cependant à faire pénétrer une bougie jusque dans la vessie. Tous les rétrécissements avaient cependant été franchis, mais la bougie était arrêtée dans un cul-de-sac creusé aux dépens de la paroi inférieure du canal, au niveau de la prostate. Nous reviendrons, du reste, sur ce fait.

Dans le second cas, il s'agit d'un soldat ayant reçu

trois ans auparavant un coup de feu au périnée, qui avait complètement sectionné, puis oblitéré son canal. M. Guyon, après avoir essayé vainement de franchir le rétrécissement, fut obligé de recourir chez lui à l'*uréthrotomie externe* sans conducteur. Nous rappellerons cette observation à propos de la rétention d'urine.

Sur les 13 observations recueillies dans les années précédentes, 9 cas ont succédé à la blennorrhagie, 3 au traumatisme et 1 seul à un chancre du méat. Dans 11 cas, M. Guyon a réussi à franchir le rétrécissement, 2 fois il fut obligé de recourir à l'uréthrotomie externe sans conducteur.

En somme, sur 24 cas de rétrécissements difficiles à franchir, sur lesquels 10 étaient compliqués de fistules urinaires, 20 fois il a été possible de pénétrer jusque dans la vessie. Trois fois seulement sur près de 400 cas de rétrécissements traités à Necker par M. Guyon, ce chirurgien a été obligé d'avoir recours à une autre méthode de traitement; nous voulons parler de l'uréthrotomie externe sans conducteur.

Certes, nous ne voulons pas nous hâter de conclure de ces faits que la méthode adoptée par M. Guyon est la seule efficace, la seule capable de donner de bons résultats; nous avons tenu seulement à la rappeler ici, parce qu'elle nous parait s'appuyer sur une série de faits assez nombreux et assez intéressants pour ne pas être rejetée. Enfin, nous avons essayé de démontrer que, dans l'immense majorité des cas, la douceur est de beaucoup préférable aux méthodes de force dans le traitement des rétrécissements.

CHAPITRE VII.

ACCIDENTS ET COMPLICATIONS DU TRAITEMENT

Avant de terminer cette première partie, nous devons dire quelques mots des accidents qui peuvent accompagner ce mode de traitement. Ils se réduisent en somme à fort peu de chose, et dans la majorité des cas dépendent bien plus de l'état local ou général, antérieur du malade que du traitement en lui-même. Parmi les accidents locaux, jamais nous n'avons noté dans les observations que nous avons recueillies, ou qui nous ont été communiquées des hémorrhagies d'une certaine importance. Jamais non plus, si l'on a soin de procéder avec beaucoup de douceur comme le fait M. Guyon, l'on n'est exposé avec la bougie collodionnée à faire des fautes routes.

Une ou deux fois la bougie a pénétré dans une fistule ou une ancienne fausse route, mais cela sans déterminer d'autre accident qu'une légère douleur, et parfois un peu de fièvre; quant aux accidents généraux, deux ou trois fois nous avons vu des accidents fébriles et des frissons coïncider avec l'introduction de la bougie filiforme.

Ces accidents ne présentent, en somme, qu'une moyenne ou une légère intensité, ils durent peu, et cèdent facilement, si l'on a soin de laisser un ou deux jours le canal en repos, et d'administrer des sudorifiques et le sulfate de quinine. Parfois, au contraire, comme dans l'observation n° 6, le traitement semble avoir amélioré l'état général du malade avant même que l'on ait pénétré dans le rétrécissement; enfin, dans la majorité des cas, les tentatives répétées de cathétérisme semblent n'avoir que fort peu influé sur l'état général du malade.

Nous terminerons cette première partie de notre travail par les observations que nous avons recueillies à Necker et auxquelles nous avons déjà fait de fréquents emprunts.

Observation V.

Rétrécissement traumatique suite de coup de pied de cheval et accompagné de fistules au périnée.

M. F..., âgé de 50 ans.

Après quelques tentatives infructueuses, on parvient au bout de deux jours à franchir le rétrécissement. Le traitement principal ayant été dirigé dans ce cas contre les fistules, nous nous proposons de donner l'observation dans son entier à propos du traitement des fistules urinaires.

Observation VI.

Rétrécissement difficile à franchir ; rétention d'urine ; guérison.

L. P..., âgé de 39 ans, cordonnier, entré le 1er septembre 1873, à l'hôpital Necker, service de M. Guyon, salle Saint-Vincent, n. 10. Sorti le 30 octobre.

Antécédents. — Cet homme a eu une chaudepisse il y a sept ans durant trois ans environ. Il y a quatre ans et demi le malade s'est rompu le canal pendant le coït ; il a eu une hémorrhagie abondante arrêtée assez promptement par des bains froids. Six mois après il s'est aperçu qu'il urinait plus difficilement. Mais bientôt il est atteint d'incontinence d'urine. Un an après l'accident, atteint d'une rétention complète, il entre à l'hôpital du Havre ; au bout de deux jours d'essais infructueux, on finit par lui passer une petite bougie, puis on pratique la divulsion.

On lui place une sonde à demeure pendant vingt-quatre heures. Quelques jours après le malade quitte l'hôpital pissant bien. Il revient se faire sonder de temps à autre pendant deux mois, puis se sonde lui-même à intervalles irréguliers pendant trois ou quatre mois, et six mois après la divulsion cesse son traitement. Le jet recommence à diminuer; l'incontinence d'urine reparaît ; le malade urine accroupi et avec de grands efforts ; puis enfin, trois ans après la divulsion, il est atteint de nouveau de rétention d'urine. Depuis six jours la rétention est presque complète ; le malade ressent de vives douleurs dans l'abdomen et la région rénale à droite.

Etat actuel. — Entré le 1er septembre au matin à l'hôpital. On constate que la vessie remonte jusqu'au-dessus de l'ombilic. Nodosité du volume d'une noisette à la partie inférieure de l'urèthre, à la racine de la verge, immédiatement en avant du scrotum. En arrière de ce point l'urèthre paraît souple, mais distendu.

.Tous les explorateurs sont arrêtés à 6 centimètres du méat. On essaie inutilement de franchir le rétrécissement avec un n. 6, puis avec une bougie n. 4 recourbée en baïonnette et collodionnée; elle s'engage dans le rétrécissement, mais ne pénètre pas.

On place quelques minutes une bougie en cire appuyée contre la face antérieure du rétrécissement. Au moment où on la retire, le marade urine un peu ; nouvel essai infructueux avec la bougie n. 4. — Bains, cataplasmes.

Le soir la vessie est fortement distendue; douleur vive au niveau de l'abdomen, léger frisson. P. 104. Le malade a fort peu uriné depuis ce matin. Après avoir laissé la bougie en cire une demi-heure dans le canal, on fait de nouvelles tentatives infructueuses pour pénétrer dans le rétrécissement.

2 septembre. Douleur vive à la pression de la région rénale, à droite. Elle est moins vive à gauche; la vessie est énormément distendue; le malade a fort peu uriné dans la nuit. On appuie assez fortement une bougie de cire contre la face antérieure du rétrécissement et on la laisse quelques minutes; elle en prend l'empreinte. Au moment où on la retire il s'écoule de l'urine en assez grande abondance. Une bougie n. 4 s'engage dans le rétrécissement, mais ne pénètre pas dans la vessie. Une bougie du n. 3, bien conique, très-légèrement recourbée en baïonnette, pénètre jusque dans la vessie. On la fixe à demeure. Soir, le malade a un peu uriné le long de la bougie; la vessie est encore passablement distendue.

Le 3. On pratique l'uréthrotomie interne. On a un peu de peine à introduire une bougie à bout coupé n. 16 jusque dans la vessie. Soir. Le malade a rendu une quantité considérable d'urine mêlée de pus et d'un peu de sang; léger frisson après l'opération, un peu de fièvre. 1 gr. sulf. quinine.

Le 4. La fièvre est tombée, le ventre n'est plus douloureux; le malade vide bien sa vessie. Soir, écoulement de pus assez abondant. On enlève la sonde à demeure.

Le 5. Langue sale et un peu sèche; urines troubles; les douleurs rénales, qui avaient diminué lors de la présence de la sonde à demeure, reparaissent. Ventouses sèches, eau de Sedlitz, 0,40 c. sult. quinine. Soir, langue meilleure, douleurs rénales moins vives.

Le 6. La langue est humide, le sommeil bon, moins de pus dans les urines.

Le 7. Plus de douleurs rénales.

Le 10. L'anneau induré siégeant à la racine de la verge a augmenté; il s'accompagne de rougeur de la peau et de gonflement; le malade n'a pas de pierre et urine facilement.

Le 13. L'induration se transforme en véritable abcès urineux que l'on ouvre extérieurement par une incision longue de 4 centimètres; il s'écoule du pus, mais peu d'urine.

Le 15. La plaie va bien et ne donne pas une goutte d'urine.

Le 16. Au moment où le malade se lève il aperçoit tout à coup, avant d'uriner, une quantité assez considérable de pus s'écouler du méat. Pendant trois jours le même phénomène se reproduit.

Le 22. On sonde le malade; les 14, 15 et 16 pénètrent facilement.

Le 24. On passe le n. 17; la plaie est presque entièrement fermée.

2 octobre. On passe les béniqués n. 33, 36, 37 ; pas de fièvre; état général excellent; le malade urine parfaitement.

Il quitte Necker le 3 et revient se faire sonder tous les huit jours. En décembre, le cathéter Beniqué n. 40 passe facilement.

Cette observation est intéressante à plusieurs égards, d'abord au point de vue de l'étiologie : le rétrécissement peut être dû soit à la blennorrhagie soit au traumatisme ; il est probable, cependant, vu la rapidité avec laquelle il s'est produit, que le traumatisme a joué ici le rôle principal.

L'on voit, en outre, sans vouloir faire le moins du monde le procès de la divulsion, qui a donné d'excellents résultats immédiats, que, pas plus que la dilatation, l'uréthrotomie interne, ou les autres méthodes de traitement, elle ne met le malade à l'abri de la récidive quand il n'a pas soin de se sonder de temps à autre. Enfin, cette observation montre l'utilité de la bougie en cire pour faire uriner le malade dans les cas de rétention d'urine.

Voici un cas dans lequel le rétrécissement a succédé à un traumatisme pur.

Observation VII.

Rétrécissement traumatique; fracture de la branche ischio-pubienne; uréthrotomie interne; guérison.

Le nommé Pl..., âgé de 35 ans, entré le 7 décembre 1873 à la salle Saint-Vincent, n. 14, dans le service de M. Guyon, à Necker. Sorti le 18 janvier 1874.

Antécédents. — En février 1872 une voiture pesamment chargée passe au travers du corps du malade et lui fracture le pubis. Il est atteint immédiatement de rétention d'urine, mais on le sonde assez facilement. Les urines, d'abord sanguinolentes, deviennent claires; les envies d'uriner sont très-fréquentes

Trois mois après l'accident, on observe un phlegmon du périnée, qui s'ouvre près de l'anus; l'ouverture fistuleuse donne passage à de l'urine. Un second abcès s'ouvre au tiers moyen de la cuisse. Il s'écoule de l'urine en ce point pendant huit jours au bout desquels survient un troisième abcès, qui s'ouvre au niveau de la crête iliaque droite; il s'écoule encore de l'urine pendant trois mois par les fistules.

En mai 1873, le cathétérisme devient impossible.

Etat actuel. — Toutes les fistules sont fermées. Par la palpation pratiquée au niveau du pubis, on sent que la moitié droite de la branche horizontale de cet os est déformée.

Le toucher rectal fait sentir une saillie angulaire du côté droit, au niveau de la jonction de la partie ascendante de l'ischion et descendante du pubis; inégalités de l'os et épaississement à ce niveau. Du côté gauche, rien de particulier. La vessie est attirée vers la branche pubienne droite. Quelques duretés, mais pas d'épaississement de la prostate. Urines troubles, alcalines, odorantes.

Exploration. — Le n. 20 est arrêté en arrière du bulbe, il en est de même jusqu'au n. 8; le jet d'urine est très-petit. Une petite bougie introduite dans le canal est sentie près de l'anus; elle s'arrête dans un cul-de-sac situé en avant de la portion fracturée. Elle ne peut pénétrer dans le rétrécissement. Bougie en cire n. 13 laissée en place une heure.

1er décembre. Bougie en cire; essais infructueux pour franchir le rétrécissement avec une bougie collodionnée et recourbée en baïonnette.

Le 13. Nouvel essai infructueux; bougie en cire.

Le 15. Après avoir laissé la bougie en cire une heure au devant du rétrécissement, une bougie collodionnée et recourbée en baïonnette pénètre dans la vessie. Elle est laissée trois heures à demeure; le malade n'urine pas, on est obligé de la retirer pour faire uriner le malade, puis on la replace; au bout de deux heures, le malade, ne pouvant pas uriner le long de la bougie, la retire.

Le 16. On essaie en vain de replacer dans le canal la bougie retirée par le malade.

Les 17 et 18. Bougie en cire une heure à l'entrée du rétrécissement. Nouvel essai infructueux avec la bougie collodionnée et recourbée en baïonnette.

Le 19. Bougie en cire. Nouvel essai infructueux; le malade réussit lui-même le soir à faire pénétrer une bougie collodionnée et présentant une courbure en spirale allongée jusque dans la vessie, mais il est obligé de la retirer.

Les 21 et 22. Tentatives infructueuses pour réintroduire la bougie collodionnée.

Le 24. On réussit à introduire jusque dans la vessie une bougie collodionnée et armée à son autre extrémité, de façon à pouvoir être vissée sur le conducteur rigide de l'uréthrotome Maisonneuve. Le conducteur est introduit sans grande difficulté jusque dans le rétrécissement. On incise le rétrécissement avec la lame 23 et place une bougie n. 17 à demeure.

Le 25. Le malade urine facilement; il s'est écoulé très-peu de sang après l'opération; pas de fièvre; le soir on enlève la bougie à demeure.

Le 26. La miction est facile.

4 janvier. On introduit facilement dans la vessie une bougie n. 18.

Le 9. On sonde le malade avec un n. 18. Le n. 19 passe facilement.

Le 18. Le malade sort guéri urinant bien

Observation VIII.

Nous donnons en quelques mots l'observation suivante dans laquelle les difficultés pour introduire l'instrument n'ont pas été très-considérables.

Il s'agit du nommé H... (Louis), âgé de 45 ans, cocher. Entré le 12 avril 1873, salle Saint-Vincent, n. 9, à l'hôpital Necker, dans le service de M. Guyon. Sorti le 2 mai 1873.

En 1857, le malade, qui était cavalier et n'avait encore jamais eu de chaudepisse, eut, à la suite de fatigues d'équitation, un abcès au périnée ; l'abcès ouvert, il urine deux mois par la plaie, puis on lui place une sonde à demeure pendant près de trois mois ; l'abcès et la fistule finissent par se cicatriser et le malade urine facilement.

Première blennorrhagie il y a dix ans durant deux mois, deuxième blennorrhagie il y a trois ans. Depuis cinq ans le malade urine moins facilement, puis goutte à goutte ; enfin il y a trois ans, il a été atteint de rétention d'urine complète. Un médecin militaire, n'ayant pas réussi à lui passer alors une petite bougie, pratiqua une opération au malade (probablement l'uréthrotomie d'avant en arrière), et immédiatement après l'opération lui passa une sonde de moyen calibre. Enfin il acheva le traitement par la dilatation graduelle.

Le malade quitte l'hôpital militaire urinant facilement et se passant le n. 10 environ. Incontinence d'urine depuis trois mois. Frisson, fièvre le soir depuis trois jours.

12 avril. La vessie volumineuse remonte jusqu'à l'ombilic. Les n. 17 et 12 sont arrêtés en arrière des bourses. Un n. 6 ne passe pas. Après avoir appliqué une bougie en cire à la partie antérieure du rétrécissement., on réussit à passer une bougie n. 3 très-légèrement recourbée en baïonnette et collodionnée. Le canal semble peu divisé, mais le rétrécissement est très-étroit et la bougie n. 3 est serrée. On la fixe à demeure.

Le 13. Le malade a peu uriné le long de sa bougie ; frisson dans l'après-midi, fièvre le soir. T. 39,8. Sulf. de quinine.

Le 14. Un peu de douleur à la pression rénale à gauche ; fièvre. T. 38,8. On pratique néanmoins l'uréthrotomie interne ; le conducteur entre facilement, et l'on tire plus de 400 gr. d'urine neutre de la vessie. Sonde n. 16 à demeure.

Le 15. La fièvre est tombée. T. 37,8. Soir, 38,2.

Le 16. Légère poussée de douleurs rénales avec un peu de fièvre. T. 38,2. Un peu de muguet ; soif vive.

Le 18. La fièvre, les douleurs rénales, le muguet ont totalement disparu. L'appétit revient.

Le 26. On sonde le malade pour la première fois depuis l'opération ; le n. 15 passe facilement.

6 mai. Le malade quitte l'hôpital, se passant la sonde n. 19.

Observation IX.

Rétrécissements de l'urèthre; fistules urinaires; guérison.

Le 1er avril 1873 le nommé J. P., âgé de 50 ans, entre dans le service de M. Guyon, à Necker, salle Saint-Vincent n. 1. — Sorti le 16 mai 1873.

Première chaudepisse, à 20 ans, la seule que le malade ait eue, elle dure deux mois.

Depuis deux ans la miction est plus fréquente, le jet a diminué depuis cinq ou six mois.

Le 28 janvier. — Gonflement au périnée, infiltration d'urine dans la loge superficielle. On fait une incision qui persiste depuis lors à l'état de fistule. Cette incision n'a pas empêché la marche de l'infiltration qui a envahi la verge et sphacélé la peau de la face supérieure de cet organe.

2 avril. — *Etat actuel.* — Ulcération de la face dorsale de la verge au milieu d'une large cicatrice. Une autre cicatrice s'étend sur la ligne médiane du perinée, elle est entourée d'une induration étendue jusqu'à la partie postérieure des bourses.

Trajet fistuleux en arrière du scrotum assez large et livrant passage à la plus grande partie des urines.

Par le toucher rectal on constate que les parties profondes et la prostate sont normales.

L'explorateur n. 18 arrêté au milieu de la verge.

» » 15 en arrière du scrotum.

» » 10 est arrêté immédiatement en avant de la fistule.

» » 6 id. On recommande au malade de le garder en place quelques instants.

Le 3. On place une bougie en cire dans la partie antérieure du rétrécissement et on essaie inutilement de le franchir avec une bougie collodionée et recourbée en baïonnette.

Le 4. Après avoir laissé une bougie de cire une demi-heure, appliquée contre le rétrécissement, on finit par pénétrer dans la vessie avec une bougie n. 4 collodionée et recourbée en baïonnette.

Le 5. — Le malade a un peu uriné le long de la bougie, mais plus encore par la fistule. Urèthrotomie-interne. Maisonneuve. La canule 23 rencontre plusieurs obstacles. Le dernier est très-dur; bougie n. 16 à demeure.

Le 7. On laisse la sonde à demeure à cause de la fistule. Pas de fièvre, un peu d'uréthrite.

Le 9. L'examen de l'ouverture fistuleuse permet de constater la sortie d'un liquide teinté de sang, qui paraît séjourner dans un diverticule du trajet fistuleux. Un stylet introduit par l'orifice fait reconnaître qu'il existe un décollement de la peau du côté droit du scrotum dans une étendue de trois centimètres.

Incision de ce pont cutané. On découvre alors un cloaque assez profond au fond duquel on sent la sonde à demeure dans l'étendue d'un centimètre.

On bourre la plaie de petites boulettes de charpie et laisse la sonde à demeure.

Le 11. La plaie bourgeonne bien.

Le 13. Le fond de la plaie se comble.

Le 18. Il passe encore un peu d'urine par la fistule quoique la plaie se comble.

Le 19. On change la sonde à demeure.

Le 23. Les urines sont troubles, injections d'eau tiède dans la vessie.

Le 26. Le pus est retenu dans un petit cul-de-sac siégeant sous la peau du scrotum, on l'incise et panse à plat.

Le 28. Cautérisation de la plaie avec le nitrate d'argent. Douleurs assez vives.

3 mai. On change de nouveau la sonde à demeure qui est fort altérée, surtout dans sa portion vésicale. Soir. Le malade a un peu de peine à uriner avec la nouvelle sonde. Injection dans la vessie d'eau de goudron.

Le 5. Cautérisation de la plaie.

Le 7. Le malade n'urine plus par ses fistules.

Le 10. On enlève la sonde à demeure et engage le malade à se sonder avec une sonde molle, toutes les fois qu'il aura envie d'uriner ; les fistules laissent échapper un peu d'urine.

Le 13. Le malade se sonde. La verge est un peu tuméfiée. Un peu d'écoulement de pus par le méat.

Le 16. Le malade quitte l'hôpital sur sa demande, laissant encore échapper quelques gouttes d'urine par ses fistules.

Nous avons rapporté cette observation dans son entier, quoiqu'elle n'ait pas directement pour objet le sujet qui nous occupe, parce que nous tenons à donner d'avance un aperçu des difficultés qui accompagnent le traitement des fistules urinaires, sujet qui fera la troisième partie de notre travail.

L'observation suivante donne la mesure des difficultés que la présence de nombreuses fistules peut amener dans le traitement des rétrécissements. C'est un des deux cas, que nous avons observés, dans lesquels il a été impossible de faire pénétrer une bougie jusque dans la vessie.

Observation X.

Rétrécissement infranchissable; fistules urinaires multiples.

B. François, âgé de 51 ans, journalier, entre, le 19 sept. 1873, à la salle Saint-Vincent, lit n. 1, dans le service de M. Guyon à Necker. — Sorti le 27 janvier 1874.

Ce malade a eu une chaudepisse, à l'âge de 21 ans, qui n'a jamais été traitée et qui a duré fort longtemps. Cinq ans après le malade a commencé à uriner plus difficilement, il se fait traiter par la dilatation. Plusieurs fois, pendant le traitement, on a fait saigner le canal.

A peu près chaque année il survient des attaques de rétention d'urine et l'on est obligé de recourir de nouveau à la dilatation.

Parfois le malade se sondait lui-même.

Une petite bougie a pénétré, pour la dernière fois, jusque dans la vessie il y a environ deux ans, depuis lors le malade a uriné goutte à goutte, et avec beaucoup d'efforts.

Il y a treize mois, infiltration d'urine occupant les bourses et la racine de la verge. On pratique une incision à gauche de la racine de la verge sur la partie antérieure du scrotum, l'incision laisse une cicatrice longue de cinq centimètres environ. L'urine s'écoule un mois environ par l'incision, puis il se forme d'autres fistules, l'une siégeant à la partie moyenne du scrotum, l'autre à la partie postérieure, près de la ligne médiane. Jamais, malgré de nombreuses tentatives, on n'a réussi à sonder le malade, ni à lui passer de petites bougies, depuis son infiltration d'urine. Depuis cette époque aussi presque toute l'urine s'écoule par les fistules. Enfin, depuis cinq mois, le malade n'urine plus du tout par la fistule postérieure.

Vessie peu distendue. Canal dur dans toute son étendue, mais surtout au niveau de la région périnéale. Pas de douleurs rénales.

Une bougie 19 est arrêtée à 6 centimètres du méat. Le 12 arrive jusqu'à 9 centimètres du méat et présente deux ressauts. Toutes les bougies sont arrêtées à ce niveau. Une bougie fine ne pénètre pas.

20 septembre. Une bougie n. 10 arrive à un centimètre et demi de la fistule, elle est serrée à ce niveau, une bougie de cire fait un peu saigner le canal. Fièvre le soir.

Le 24. La fièvre persiste deux ou trois jours et empêche de faire de nouvelles tentatives.

Le 26. La fistule antérieure s'est rouverte et laisse écouler de l'urine.

2 octobre. On réussit à faire pénétrer une bougie en cire jusqu'à dix centimètres du méat ; elle ressort sans présenter aucune empreinte.

Frisson, fièvre. Sulfate de quinine.

Le 5. Depuis hier la fièvre est tombée, on place de nouveau une bougie en cire trois quarts d'heure au devant du rétrécissement. Soir, pas de fièvre.

Le 6. Une bougie en cire, du n. 12, a un peu pénétré dans le rétrécissement, elle laisse une légère empreinte très-peu marquée. Une bougie collodionée et recourbée en baïonnette ne pénètre pas dans le rétrécissement.

Le 7 et 8. Nouvelles applications de la bougie en cire.

Le 9. On franchit, avec une petite bougie collodionée et fortement recourbée, le rétrécissement siégeant au niveau des bourses, mais on est arrêté un peu plus loin. On laisse cette petite bougie à demeure, le malade la garde jusqu'au soir.

11 octobre. On franchit assez facilement, avec cette petite bougie, les rétrécissements siégeant au niveau des bourses, il est impossible d'aller au delà, la bougie pénètre probablement dans la fistule postérieure. Induration considérable du canal dans la portion périnéale jusqu'au bulbe.

Le 16. Fèvre vive depuis deux jours, un peu de diarrhée.

Le 17. On place au devant du rétrécissement une bougie en cire. Pour la première fois depuis six mois quelques gouttes d'urine s'écoulent par le méat.

Le 20. Depuis deux jours un peu de sang s'est écoulé par les fistules. Le malade a eu de nouveau un peu de fièvre.

Le 21. Nouvelle préparation du canal avec la bougie de cire.

Le 23. Essais d'introduction d'une petite bougie collodionée, elle paraît s'engager dans le rétrécissement bulbaire.

Le 24. De nouveau un peu de fièvre, les urines sont redevenues claires.

1er novembre. Le malade souffre depuis deux jours au niveau du périnée. On découvre deux abcès urineux contigus, l'un dans le scrotum, l'autre dans le perinée, immédiatement en arrière des bourses. Incision de six centimètres de longueur. Dans la journée hémorrhagie assez abondante par une artériole de la peau du scrotum. Ligature. Pas de fièvre le soir.

Le 4. La plaie est en bonne voie de cicatrisation. Nouvel essa avec la bougie de cire.

Le 10. Une petite bougie collodionée pénètre assez profondément, on la croit dans la vessie et la laisse un jour à demeure. Le malade urine le long de sa bougie.

Le 11. La bougie n'était pas dans la vessie, elle était reployée. On l'enlève.

Le 12. Le malade a rendu un peu de sang par la verge.

Le 15. Un peu de diarrhée, douleurs en urinant.

Le 17. Nouvelle tentative de cathétérisme avec une petite bougie collodionée. On franchit la première série de rétrécissements, mais la bougie butte toujours profondément.

Le 24. Nouvelles tentatives. On constate par le toucher rectal, que l'instrument a franchi tous les rétrécissements, et est arrêté au niveau de la prostate où il existe probablement une fausse route ancienne. On essaye avec une sonde fine et un petit mandrin auquel on donne une grande courbure, de franchir le rétrécissement mais sans succès.

Le 28. Nouvel essai infructueux.

4 décembre. On laisse une bougie n. 10 appliquée contre la face antérieure du rétrécissement.

Les 6, 8, 10, 14, 15. On dilate la partie antérieure du canal jusqu'au rétrécissement le plus profond.

Le 22. On croit de nouveau avoir introduit une petite bougie jusque dans la vessie où on la laisse à demeure. Le lendemain on constate de nouveau, par le toucher rectal, qu'elle était arrêtée dans un cul-de-sac creusé dans l'intérieur de la prostate.

Le 23. La bougie était recourbée et n'avait pas pénétré dans la vessie.

2 janvier 74. On tente inutilement d'introduire une petite bou-

gie dans la vessie. De nouveau fièvre, frissons. On laisse quelques jours le malade en repos.

Le 21. Tous les explorateurs jusqu'au n. 8 sont arrêtés au milieu des bourses. Le 8 passe et est arrêté très-profondément. Par le toucher rectal on constate de nouveau que c'est dans un cul-de-sac creusé au-dessous de la paroi inférieure du canal dans la région prostatique.

Le 24. M. Guyon se propose d'inciser le rétrécissement antérieur, puis de passer sur un mandrin à grande courbure une sonde jusque dans la vessie, afin d'éviter la paroi inférieure du canal et la fausse route siégeant au niveau de la prostate. Le malade se refuse à l'opération et demande sa sortie, urinant en partie par le méat et en partie par les fistules.

Nous voyons que dans ce cas, au début du traitement, le malade avait de fréquents accès de fièvre urineuse bien caractérisés, précédés de frisson, et revenant deux ou trois jours de suite. Et cependant on n'avait touché au canal que dans des points par lesquels ils ne s'échappait pas une seule goutte d'urine. Le passage de l'urine sur des surfaces enflammées semblerait donc ne pas être la seule cause de fièvre urineuse dans le traitement des rétrécissements, comme le pensent certains auteurs.

Nous voyons, en outre, que tous les rétrécissements ont fini par être franchis, et que ce qui a empêché la bougie de pénétrer jusque dans la vessie, c'est très-probablement l'existence d'une ancienne fausse route due à un cathétérisme antérieur.

En effet, lors d'un traitement antérieur, plusieurs fois le canal avait saigné abondamment, et par le toucher rectal il était facile de sentir que la bougie avait pénétré jusque dans la région prostatique, qui n'est jamais le siége de rétrécissements.

M. Guyon nous a dit avoir rencontré dans sa clientèle deux cas à peu près semblables, dans lesquels la présence d'une ancienne fausse route dans la région prostatique avait aussi occasionné de grandes difficultés, soit pour faire pénétrer la bougie jusque dans la vessie, soit, dans un cas, après l'uréthrotomie interne, pour introduire la sonde dans la vessie. Il n'avait réussi dans ce dernier cas qu'en introduisant la sonde sur un mandrin à grande courbure, afin d'éviter la paroi inférieure du canal, siége de la fausse route.

M. Guyon a aussi observé cette année, dans son service à Necker, un cas à peu près semblable, dans lequel il a réussi à éviter une fausse route siégeant en arrière du rétrécissement, en donnant à la bougie collodionnée une forme de spirale allongée. Cette courbure a donné aussi de bons résultats dans un cas où la difficulté du cathétérisme provenait d'une fausse route siégeant en avant du rétrécissement. Nous donnons ici cette observation.

Observation XI.

Rétrécissement, fausse route en avant du rétrécissement.

B...., âgé de 58 ans, entré le 28 juin 1874, salle Saint-Vincent, n. 6, service de M. Guyon, à Necker.

Antécédents. — Chaudepisse à l'âge de 20 ans; difficulté pour uriner depuis quinze ans. Le malade a déjà été traité plusieurs fois par la dilatation. Il a tenté de se sonder lui-même quelques jours avant son entrée et s'est fait saigner le canal.

Examen du canal. N. 21, arrêté en arrière des bourses, ressauts au niveau de la région pénienne et de la fosse naviculaire. Tous les explorateurs sont arrêtés au même point jusqu'au n. 7 qui s'introduit dans une fausse route, siégeant en avant du rétrécissement; l'explorateur est senti sous la peau à la partie antérieure du périnée, immédiatement en arrière des bourses; on le retire.

27 juin. Cataplasme, repos, pas de fièvre.

6 juillet. Une bougie de cire, n. 10 environ, introduite dans le canal s'engage dans la fausse route. Au moment où on la retire, il s'écoule quelques gouttes de sang par le canal.

Le 8. Une bougie de cire franchit le point où siége la fausse route et s'arrête en arrière des bourses.

Le 9. Bougie de cire.

Le 10. Tentatives infructueuses, après avoir laissé la bougie en cire une demi-heure appliqué contre la face antérieure du rétrécissement, pour pénétrer avec une bougie armée et collodionnée recourbée en baïonnette jusque dans la vessie.

Le 12. *Idem.*

Le 17. On essaie de franchir le rétrécissement avec une bougie collodionée présentant une très-grande courbure en forme de spirale; la bougie contourne la fausse route et franchit le rétrécissement, elle est fixée à demeure.

Le 18. Uréthrotomie interne, lame 29, sonde à demeure.

Le 19. *Idem.* On retire la sonde, le malade n'a pas de fièvre.

Le 28. Urines claires, pas de fièvre.

3 août. premier sondage depuis l'opération. Le 18 passe difficilement.

Nous laissons de côté pour le moment la seule observation que nous ayons recueillie en 1873, dans laquelle M. Guyon ait été obligé de recourir à l'uréthrotomie externe sans conducteur, pour donner un résumé des dix observations de rétrécissements difficiles à franchir, recueillies les années précédentes dans le service et par les soins de M. Guyon.

Observation XII.

Rétrécissement difficile à franchir.

D..., âgé de 35 ans, entré le 14 octobre 1872, salle Saint-Vincent, n. 17, sorti le 17 décembre 1871.

Ce malade a eu une blennorrhagie il y a douze ans, elle n'a pas été soignée et a duré six mois. Depuis sept ans il urine difficilement; il a été soigné il y a six ans par M. Voillemier qui a pratiqué la divulsion et lui a mis pendant vingt-quatre heures une sonde à demeure dans le canal. Pendant un an le malade se sonde de temps à autres puis il néglige tout traitement. Au bout de trois ans, la difficulté pour uriner, reparaît, et augmente de jour en jour; le malade urine goutte à goutte, la miction est fréquente; incontinence d'urine diurne et nocturne.

14 octobre. L'explorateur n. 20 est arrêté en arrière des bourses, et il en est de même de tous les explorateurs, une bougie fine ne pénètre pas. Tentatives infructueuses avec une bougie collodionée et recourbée en baïonnette.

Les 16 et 17. Applications de la bougie de cire contre le rétrécissement.

Les 19. On croit s'engager un peu dans le rétrécissement, mais on ne le franchit pas.

Le 21. On place une bougie de cire en avant du rétrécissement. Cette bougie donne une empreinte indiquant que l'orifice du rétrécissement siége à la partie supérieure du canal. On suit exactement cette face et pénètre avec une bougie en gomme n. 3, que l'on fixe à demeure.

Le 26. Ecoulement purulent assez considérable ; on remplace le n. 3 par le n. 5.

Le 27. Un peu de cystite du col, mucus strié de sang; miction fréquente douloureuse; on enlève la bougie.

Le 29. Uréthrotomie interne. Sonde n. 15, placée à demeure.

4 novembre, Encore un peu de cystite. Pas de fièvre.

Le 10. La cystite a disparu.

Le 21. Premier sondage depuis l'opération une bougie 14 est un peu serrée.

Le 26. On passe les cathéters bénignés des n. 28 à 31.

1er décembre. On passe les nos 31 et 32.

Le 3. Nos 32 à 35.

Le 14. Nos 36 à 40.

Le 17. Le malade sort urinant facilement, plus de cystite.

Observation XIII.

Rétrécissemeut cicatriciel suite de traumatisme.

S. J., 25 ans, entré le 2 juillet 1872, à la salle Saint-Vincent, n. 19, sorti le 11 août.

Antécédents. — Il y a deux mois et demi, le malade a reçu un coup avec une barre de fer contre le périnée à cinq heures du matin ; le soir du même jour on a essayé en vain de le sonder. Le lendemain le malade a uriné seul, mais difficilement, et depuis lors la difficulté pour uriner a augmenté chaque jour.

Etat actuel. — Petite plaie périnéale par laquelle le malade n'a jamais rendu d'urine. Le jet d'urine est très-fin; la vessie n'est pas distendue. Prostate saine. Au milieu de la portion périnéale, induration en forme de virole, paraissant tout à fait circulaire. Tous les explorateurs jusqu'au n. 4 sont arrêtés en arrière de la virole.

4 juillet. Une bougie collodionnée et recourbée en baïonnette ne pénètre pas dans le rétrécissement.

5. On place une bougie en cire environ une heure au-devant du rétrécissement.

6, 8, 9. Idem.

9. Nouvel essai infructueux avec la petite bougie. Le malade dit uriner plus facilement.

10, 11. Idem. Le soir le malade a eu un peu de fièvre.

12. Tentatives infructueuses pour franchir le rétrécissement. — Bougie de cire.

13. Idem.

15. On place de nouveau la bougie en cire en avant du rétrécissement. Une bougie collodionnée et recourbée du n° 4 franchit le rétrécissement, on la fixe à demeure.

16. Une bougie armée d'uréthrotome passe, mais est serrée; le conducteur métallique ne passe pas. On fixe la bougie armée à demeure.

17. Frisson et fièvre hier soir, on retire la bougie.

18. Repos et légère purgation.

20. Uréthrotomie interne, lame 23; difficulté pour entrer la tige métallique dans le canal dévié.

22. Pas de fièvre.

23. Le malade urine facilement, sans douleur.

25. Un peu de cystite, rien du côté des reins.

3 août. Premier sondage depuis l'opération, avec une bougie n. 16.

7. On passe les n. 16 et 17.

10. Les n. 18 et 19; le malade se sonde lui-même, et sort guéri le 11 août.

Observation XIV.

Rétrécissement traumatique; antécédents incomplets.

R. A., âgé de 51 ans, entre le 11 décembre 1871, à la salle Saint-Vincent, n. 19, sorti le 22 février 1872.

Le malade a de la peine à uriner et souffre en urinant. On sent une portion du canal indurée sous forme de virole à travers le scrotum sous le pubis.

15 décembre. Tous les explorateurs jusqu'au n° 4 sont arrêtés

en avant de la virole. On place une bougie en cire contre la face antérieure du rétrécissement, et on essaie en vain d'introduire une bougie recourbée en baïonnette. Essais infructueux et fréquemment répétés.

4 janvier. On essaie de porter un tube large jusqu'au rétrécissement, puis à travers ce tube d'introduire la bougie dans le rétrécissement, mais en vain.

6. Essais infructueux avec une bougie de baleine.

9. Fièvre, frissons, douleurs de reins, vomissement, la vessie se vide incomplètement, 0,60 sulfate de quinine.

11. La fièvre a cédé, un peu de diarrhée.

13. Encore un peu de fièvre, ventouses sèches sur les reins. — Un peu de muguet et de diarrhée.

15. La vessie se vide mieux, le muguet a disparu.

22. On pénètre dans la vessie avec une bougie recourbée en baïonnette et collodionnée suivant les conseils de M. Curtis. On sent un petit gravier dans le canal.

24. Uréthrotomie interne. Sonde 16, à demeure.

25. On retire la sonde, pas de fièvre.

26. La diarrhée a cessé depuis l'opération. Le malade rend deux petits graviers à quinze jours de distance.

20 février. On lui passe une sonde n. 18.

22. Il sort de l'hôpital, urinant facilement.

Observation XV.

Rétrécissement difficile à franchir.

C..., 52 ans, chauffeur. Entré le 7 juin 1871, à la salle Saint-Vincent, service de M. Guyon, sorti le 18 septembre 1871.

Antecédents. — Chaudepisse il y a vingt ans, dure longtemps, mal soignée. Il y a près de quinze ans, difficulté pour uriner, soigné par M. Cullerier, qui aurait opéré le cathétérisme forcé. Depuis deux ans, le malade a de nouveau de la peine à uriner et souffre en urinant. Depuis cette époque-là, incontinence d'urine la nuit.

7 juin. Après avoir exploré le canal, et constaté la présence de plusieurs rétrécissements, on voit qu'il est impossible de traverser le plus profond siégeant au bulbe, même avec une bougie n. 3. On place chaque jour une bougie en cire pendant une heure, appliquée contre la face antérieure du rétrécissement, et fait de nombreuses tentatives infructueuses d'introduction.

4 juillet. Une bougie n. 3 recourbée en baïonnette pénètre à travers le rétrécissement; on la fixe à demeure, mais elle sort pendant la nuit, et il est impossible de la replacer le 5 juillet.

7. Une bougie en cire, laissée une heure appliquée contre le rétrécissement, porte, au moment on la retire, l'empreinte de deux fausses routes.

9, 12, 14. Nouvelles tentatives infructueuses; ce n'est que le 29 juillet qu'on parvient à franchir de nouveau le rétrécissement, avec un n. 3 que l'on fixe à demeure.

31. La bougie est restée à demeure. Dans la nuit du 31 au 1er août, elle détermine de vives douleurs au niveau de la région hypogastrique et un peu de cystite.

5 août. On replace de nouveau une bougie n. 3 armée; on est obligé de la retirer, et l'on pratique immédiatement l'uréthrotomie interne.

25. On termine la dilatation avec les bougies n. 30 à 32 Béniqué.

18 septembre. On lui passe le 39. Le malade sort le 23 septembre.

Observation XVI.

Rétrécissements multiples difficiles à franchir.

D..., âgé de 31 ans. Entre le 5 décembre 1869, à la salle Saint-Vincent, n. 21, service de M. Guyon, à Necker, sorti le 8 mars 1870.

Première blennorrhagie en 1867; le malade pisse moins bien depuis 1868; en 1865, il a été uréthrotomisé par M. Gosselin. Il est sorti dix jours après l'opération sans attendre qu'on le sonde de nouveau. Le rétrécissement a promptement reparu; le malade urine de plus en plus mal et entre en décembre 1869, à Necker, L'explorateur 19 est arrêté à la racine de la verge; tous les explorateurs sont arrêtés au même point, une bougie fine ne pénètre pas dans le canal; la vessie distendue remonte à trois travers de doigt au-dessous de l'ombilic. Le malade urine goutte à goutte, et par regorgement, les reins sont douloureux à la pression, surtout le droit. Le canal est entouré dans la portion scrotale et périnéale d'une induration tenant à une tumeur urineuse. Prostate volumineuse, refoulée en bas, mais non bosselée.

9 décembre. Une bougie fine ne passe pas. On place en avant du rétrécissement un explorateur n. 20 dont la tête appuie sur la

partie antérieure du rétrécissement; on lui recommande de le garder une demi-heure.

10. Idem.

11. Une incision médiane assez longue et profonde est pratiquée au niveau de la tumeur urineuse.Un foyer situé un peu à droite de la ligne médiane dans la région scrotale, donne issue à une cuillerée de pus mal lié.

13. Les urines ont passé en partie par la plaie, les douleurs ont diminué, de même que le gonflement des bourses et du périnée.

14. L'urine coule en abondance par la plaie, bien plus que par le canal. On essaie en vain de passer une bougie fine au travers du rétrécissement.

3 janvier. Nouvelles tentatives infructueuses pour franchir le rétrécissement.

4. Fièvre hier soir, avec frisson, douleurs rénales.

6. Nouvel accès de fièvre au moment de la visite. La pression est douloureuse un peu au-dessus de la crête iliaque surtout à gauche. Le périnée n'est pas en mauvais état, la vesssie est vide. Thé au rhum, 1 gr. sulfate de quinine.

7. La fièvre est tombée.

10. La fièvre reparaît, la vessie se vide incomplètement. Nouvelle tentative infructueuse pour passer une petite bougie recourbée en baïonnette.

12. On réussit à franchir le rétrécissement avec une petite bougie que l'on fixe à demeure.

14. Le malade urine le long de la bougie

15. On passe une bougie armée dans le rétrécissement et la fixe à demeure.

21. Depuis qu'il a une bougie dans le canal, la vessie se vide bien.

22. Uréthrotomie interne. On a de la peine à introduire les conducteurs métalliques.

24. Le malade n'a pas eu de fièvre depuis l'opération; les urines sont alcalines, le périnée est souple, la sonde est recouverte de mucosités purulentes, on la retire.

25. Pas de fièvre, la miction est facile.

28. Depuis quatre heures du matin, hémorrhagie uréthrale. Sonde à demeure dans le canal et injections froides.

29. L'hémorrhagie est arrêtée, les urines sont alcalines.

5 février. On commence la dilatation et on passe le n. 16.

6. Nouvelle hémorrhagie peu abondante.
8. Pas de fièvre ni hémorrhagie.
12. On passe une bougie n° 16.
17. N° 16 et 17.
23. N° 17 et 18.
8 mars. Le malade part pour Vincennes ; on lui recommande de se passer toutes les semaines un n° 16.

Quoique cette observation ne contienne que fort peu de détails sur la manière dont on s'y est pris pour franchir le rétrécissement, et qu'il semble que l'on n'ait fait usage ni de la bougie de cire ni de la bougie fine collodionnée, nous avons tenu à la rapporter dans son entier, parce que le traitement diffère un peu de celui que M. Guyon emploie actuellement dans les cas d'abcès ou d'infiltration d'urine. En effet, tandis que dans ce cas, les tentatives d'introduction de la bougie ont suivi, presque immédiatement, *l'incision* de l'abcès urineux, il croit actuellement qu'il est préférable de laisser s'écouler quelques jours entre les deux traitements. Nous reviendrons du reste sur ce sujet avec plus de détails dans la deuxième partie de notre travail.

Observation XVII.

Rétrécissements difficiles à franchir.

Q. C., 54 ans. Entré le 29 avril 1870, à la salle Saint-Vincent sorti le 11 juin.

Première blennorrhagie en 1838 à l'âge de 22 ans, dixième et dernière en 1850. Le malade urine difficilement depuis quatorze ans, mais surtout depuis six ans.

29 avril. Explorateur 18, arrêté à la fosse naviculaire, explorateur 16 en arrière du scrotum, explorateur 8 au même point, bougie fine, id.

2 mai. On place une bougie de cire en avant du rétrécissement pendant une heure environ.

4. Nouvelle introduction de la bougie en cire, il est impossible

de franchir le rétrécissement avec une bougie fine recourbée en baïonnette.

6. Une bougie fine s'engage dans le rétrécissement; elle est serrée, on la laisse une demi-heure en place, puis l'on parvient ensuite à franchir tout le rétrécissement; on la laisse à demeure.

9. Le malade a eu de la fièvre, on enlève la bougie.

13. La fièvre a cédé depuis deux jours, on passe un n° 6.

14. Le 7 passe difficilement.

21. Uréthrotomie interne, lame 23, sonde 18.

23. Id.; la sonde a bien fonctionné, le malade la retire dans la nuit, prétendant souffrir au niveau du canal.

24. Plus de douleurs, pas de fièvre.

26. Urines normales.

4 juin. Une légère douleur, siégeant au niveau du pli de l'aine, à gauche, et dans le testicule du même côté, empêche de recommencer la dilatation.

7. Un peu de muco-pus dans les urines.

14. La douleur du testicule et celle de l'aine ont disparu.

20. On sonde le malade pour la première fois 29 jours après l'opération ; le n° 17 passe facilement.

25. N° 18.

7 juillet. N° 19.

Le malade sort le 11 juin.

Observapion XVIII.

Guérison.

P... (Pierre), âgé de 45 ans. Entré le 10 octobre 1871, à la salle Saint-Vincent, n° 4, sorti le 12 novembre.

Chaudepisse cordée à l'âge de 20 ans, l'écoulement dure un an. Depuis plusieurs années il se passe des sondes, depuis deux mois ne peut plus se sonder qu'avec un n° 6, et plus du tout depuis un mois.

Explorateur 24, arrêté à la fosse naviculaire.
— 19, arrêté à l'entrée des bourses.
— 15, 8 et 6, au bulbe.

14 octobre. On place une bougie en cire en avant du rétrécissement et on la laisse une demi-heure; tentatives infructueuses avec une petite bougie recourbée en baïonnette.

18. Après avoir laissé la bougie en cire une demi-heure au

devant du rétrécissement, on parvient à le franchir avec une petite bougie.

20. Uréthrotomie interne, lame 23, sonde n° 16.

22. On enlève la sonde à demeure; le malade urine bien, pas de fièvre.

5 novembre. On passe une bougie 18, et les cathéters Béniqué des n°s 30 à 36.

8. Béniqué 36 à 40.

12. Béniqué 40, 41, 42; le malade quitte l'hôpital urinant parfaitement bien, il se passera chez lui un n° 19.

Observation XIX.

Rétrécissements difficiles à franchir; blennorrhagies antérieures.

V. F., âgé de 66 ans, entré le 11 décembre 1871, à la salle Saint-Vincent, n° 20, service de M. Guyon, sorti le 1er février 1872.

Il y a trente-deux ans, ce malade s'est fait traiter par la dilatation d'un rétrécissement de l'urèthre, la dilatation a été poussée jusqu'au n° 21, et le malade a bénéficié du traitement pendant trente années. — Tous les mois à peu près, il se passait une bougie n° 18. Il y a deux ans, le malade a négligé de se sonder, le rétrécissement est devenu plus étroit, il n'a pas pu le franchir avec sa sonde. Depuis ce temps, le malade a maigri, a moins d'appétit, et repose moins bien; l'urine s'écoule goutte à goutte et par regorgement, ce qui l'oblige à porter un appareil spécial.

Urines légèrement troubles, le périnée porte des cicatrices d'abcès urineux; le premier date de janvier 1868, le second du mois de juin de la même année.

L'explorateur n° 16 passe avec frottement au méat et est arrêté à la racine des bourses. — Le n° 7 est arrêté au même point, le rétrécissement est très-dur, peu douloureux, et saigne facilement. On parvient, après avoir laissé une bougie en cire un quart d'heure au devant du rétrécissement, à le franchir avec une bougie n° 3 coudée, que le malade garde autant que possible. — Le lendemain puis le surlendemain, 17 décembre, il est impossible de la réintroduire.

18. Une bougie de cire du n° 12 environ est placée au devant du rétrécissement.

19. Une bougie filiforme franchit le rétrécissement, elle est fixée à demeure.

12 janvier. Uréthrotomie interne, lame 21, sonde 17, à demeure.
13. On retire la sonde ; le malade urine bien et il sort, pissant bien, le 1er février.

Nous ne ferons que rappeler en quelques mots l'observation suivante dans laquelle on est parvenu après quinze jours de tâtonnements, à franchir le rétrécissement. Cette observation date de 1868, et M. Guyon n'employait pas encore très-complètement le mode de traitement que nous avons décrit. — Cependant, déjà, dans ce cas, il s'est servi de la bougie en cire qui lui a donné de bons résultats pour préparer le canal.

Observation XX.

P..., âgé de 55 ans, entre le 9 juin 1868, salle Saint-Vincent, no 19.
Chaude-pisse à l'âge de 18 ans qui a duré deux mois. Gêne pour uriner vingt ans après, la difficulté augmente peu à peu. Rétention d'urine complète, traitée à la Clinique par la dilatation. Dix ans après, de nouveau difficulté pour uriner ; depuis deux mois incontinence d'urine ; le malade urine goutte à goutte. Une bougie filiforme ne peut franchir le rétrécissement qui est situé au bulbe. Tentatives infructueuses répétées tous les jours, du 18 au 25 juin, pour faire pénétrer une bougie n° 4 dans la vessie.
Le 25 juin. La bougie n° 4 passe.
Le 28. Elle ne passe plus.
Le 30. Rétention d'urine, vessie très-distendue ; une bougie fine ne passe pas. On engage dans le rétrécissement une bougie de cire que le malade garde pendant une heure.
1er juillet. On applique de nouveau la bougie en cire contre la face antérieure du rétrécissement, et réussit à le franchir avec une bougie filiforme.
Le 2. Le malade a uriné le long de la bougie, la vessie est moins distendue. Uréthrotomie interne.
Le 3. Urines ammoniacales, frisson après l'opération, suivi de fièvre. Sulfate de quinine. Bordeaux, vin de quinquina ; cataplasmes.
Le 4 La fièvre a disparu, on retire la sonde.
Le 11. On passe facilement le n° 16.
Le 13. » le n° 18.
Le 18. » le no 20. Exeat.

CHAPITRE VIII.

QUELQUES MOTS SUR LA RÉTENTION D'URINE COMPLIQUANT LES RÉTRÉCISSEMENTS.

Notre intention était, au début de ce travail, de nous occuper, dans une seconde partie, du traitement de la rétention d'urine accompagnant les rétrécissements.

Cet accident, assez fréquent chez les malades atteints d'hypertrophie de la prostate, est relativement très-rare chez ceux qui sont atteints de rétrécissement.

M. Guyon nous a dit n'avoir jamais rencontré de rétention d'urine absolue, rebelle au traitement général et local au moyen des bougies, compliquer un rétrécissement, et, si dans trois cas de rétrécissements infranchissables, il a été forcé de recourir à l'uréthrotomie externe sans conducteur, ce n'est pas tant pour combattre la rétention d'urine que pour obvier à des complications de cystite et de fièvre uréthrale.

Quoi qu'il en soit, une rétention d'urine absolue peut compliquer certains cas de rétrécissements, et divers auteurs, Civiale, Thompson et bien d'autres en ont cité des exemples.

Dans le cas où il est possible de faire pénétrer un instrument quelconque, même une bougie filiforme, au travers du rétrécissement, il est évident que c'est là le traitement que l'on doit employer et préférer à tout autre, en suivant toujours ce principe que les méthodes de douceur doivent être préférées à toutes les autres. Nous avons déjà indiqué le moyen qui nous paraît le meilleur pour parvenir à ce but, et nous n'avons pas à y revenir.

Mais il est des cas, heureusement fort rares, dans lesquels la vessie est distendue, et où il est impossible de franchir le rétrécissement ; tous les traitements locaux et généraux ont échoué, la rétention est complète, et depuis plusieurs heures. C'est ici que se placent les deux grandes questions de *la ponction vésicale* comme traitement palliatif, et de l'*uréthrotomie externe sans conducteur*, mode de traitement curatif le plus employé en pareil cas. Certes ces deux questions ne manquent ni d'intérêt ni d'actualité; mais, comme nous n'avons jamais vu pratiquer la ponction et que nous ne possédons qu'une seule observation personnelle d'uréthrotomie externe sans conducteur, et cela dans un cas tout à fait exceptionnel, dans lequel la rétention d'urine n'était point absolue, nous pensons qu'il vaut mieux ne pas aborder ces questions et renvoyer aux nombreux travaux qui ont été écrits sur ce sujet, ainsi qu'aux chapitres excellents des traités de MM. Voillemier et Thompson qui s'y rapportent. Nous nous bornerons à donner ici l'observation du seul cas que nous ayons recueilli, en 1873, où, après de nombreuses et persévérantes tentatives pour franchir le rétrécissement, M. Guyon a été obligé d'avoir recours à l'uréthrotomie externe sans conducteur, opération qui, malheureusement, ne put être terminée.

Observation XXI.

Plaie de l'urèthre par balle, section de l'urèthre ; rétrécissement traumatique ; uréthrotomie; mort.

Le nommé B..., âgé de 30 ans, entre le 6 décembre 1873, à la salle Saint-Vincent, lit n° 12, dans le service de M. Guyon.

Antécédents. Le malade qui n'avait jamais eu de blennorrhagie a été blessé le 2 décembre 1870 par une balle prussienne. L'ouverture d'entrée siége au niveau de la partie interne de la fesse gauche, l'ouverture de sortie sur le côté droit de la verge. Aussitôt après la blessure, le malade a uriné par la fesse, puis trois semaines plus tard par l'orifice antérieur. Pendant toute l'année 1871, le malade a uriné à petit jet. Essais répétés et infructueux de cathétérisme. En décembre 1871, abcès urineux qui s'est accompagné d'un gonflement considérable des bourses, et s'est ouvert spontanément du côté du scrotum; il en est resté une fistule qui laisse échapper de temps à autre quelques gouttes d'urine. Depuis cinq mois, le malade n'urine plus que goutte à goutte, et il sort davantage d'urine par la fistule que par le canal.

6 décembre. *Etat actuel.* Etat général mauvais; le malade a la bouche pâteuse, la salive épaisse, il n'a pas d'appétit, il est constipé; ses chairs sont flasques. Un peu de douleur à la pression de la région rénale droite. La vessie distendue remonte presque jusqu'à l'ombilic. A la partie inférieure du scrotum s'ouvre un trajet fistuleux situé au fond d'une dépression en cul-de-poule. Le trajet va rejoindre l'urèthre sur le côté gauche, à sa sortie du scrotum; l'urèthre est épaissi depuis la racine de la verge jusqu'à sa sortie du scrotum; il existe, au niveau de la racine de la verge, un épaississement en forme de virole, paraissant entourer toute la circonférence de l'urèthre. Tons les explorateurs dépassent la virole sentie à l'extérieur et paraissent s'arrêter au niveau du scrotum, près du point d'insertion du trajet fistuleux sur l'urèthre.

Des tentatives infructueuses pour franchir le rétrécissement, pratiquées avec une bougie recourbée en baïonnette, sont suivies, au moment où on retire la bougie, d'un flot d'urine. Rien ne s'engage dans le rétrécissement.

Le 12. On place une bougie en cire au devant du rétrécissement, elle ne s'engage pas. Nouvelles tentatives infructueuses pour le franchir. On reconnaît que l'urèthre a été coupé plus loin que ne l'indique l'induration extérieure des tissus. Essais avec des sondes sur mandrin, des bougies en baïonnette et un tube droit introduit dans l'urèthre, et destiné à guider une petite bougie.

Le 14. Nouvel essai infructueux; une petite bougie est arrêtée au bulbe.

Le 16. Bougie en cire placée une demi-heure devant le rétrécissement.

Les 18, 20. Bougie en cire; tentatives prolongées et infructueuses de cathétérisme avec une petite bougie recourbée en baïonnette et collodionnée. Depuis quelques jours, le malade a des nausées, des vomissements alimentaires et bilieux, le teint pâle, mat. La vessie est passablement distendue.

Le 22. Nouvelle tentative infructueuse. Vomissements, pas de fièvre, le malade réclame une opération.

Le 23. Le malade a encore vomi de la bile; la vessie se vide incomplètement; il est préparé pour subir l'uréthrotomie externe sans conducteur; lavement purgatif; sulfate de quinine, 0,25. Soir, pas de fièvre, encore des envies de vomir.

Le 24. Uréthrotomie externe; le malade est endormi, mais à deux reprises il vomit, et l'on est obligé de renoncer à la chloroformisation. Il est placé comme pour la taille. On introduit le conducteur de l'uréthrotome cannelé sur la convexité, et terminé par une boule, jusqu'au niveau du point rétréci. Incision de 5 centimètres sur la ligne médiane du périnée; la boule est mise à nu; on la fait sortir par la plaie, puis on retourne le conducteur de manière que sa concavité regarde en haut et en avant. Hémorrhagie assez abondante; on lie trois artérioles donnant une quantité assez considérable de sang.

Le conducteur métallique est maintenu dans la position que nous venons d'indiquer par son pavillon et par une anse de fil placée près de son extrémité. On passe deux anses de chaque côté de l'urèthre et on les confie à deux aides: ces deux anses sont destinées à maintenir écartées les parois du canal; on essaie ensuite avec des boûgies armées, étroites ou recourbées en baïonnette, avec des instruments métalliques très-fins, avec des bougies en baleine, de retrouver le bout postérieur, tout cela sans succès.

Afin d'écarter davantage les parois du canal, on place deux bougies fines dans son intérieur, du méat au bout antérieur de l'incision, puis on les fait écarter de chaque côté du périnée, de manière à donner à la partie du canal incisée une forme d'infundibulum; on prolonge l'incision en arrière, jusque près de l'anus. Malgré tout cela, il est impossible de retrouver le bout postérieur. Il sort quelque peu d'urine par un petit orifice au niveau de la partie postérieure de la plaie, mais il est impossible d'y faire pénétrer aucun instrument.

Après une heure et demie de tentatives infructueuses, le malade est replacé dans son lit sans aucun pansement sur la plaie, comme après la taille.

6 heures, soir. T. 38,4. La vessie est fortement distendue, le malade a vomi dans la journée, il est sorti quelques gouttes d'urine

par la fistule située au niveau du scrotum et presque pas par la plaie. Hémorrhagie artérielle peu abondante, promptement arrêtée par des injections d'eau froide et de l'eau de Pagliari; le soir il s'écoule une quantité assez considérable d'urine par la plaie. Cataplasme laudanisé; une pilule opium.

Le 25. T. axil. 38, 6. La plaie est en bon état, pas de gonflement des bourses, la vessie est vide, les urines sont légèrement rosées.

Soir. T. axil. 39,5. Léger gonflement des bourses : la plaie donne écoulement à une quantité assez considérable d'urine, le malade a un peu mangé.

Le 26. T. axil. 39,6. La langue est humide, l'urine s'écoule en partie par la verge et en partie par la plaie.

Le 27. T. 39. L'urine passe en assez grande quantité par la verge sans que le malade ressente des envies d'uriner; langue blanche.

Soir. T. axil. 39,8. Peau chaude, ventre un peu ballonné, la vessie est à demi pleine.

Le 28. L'urine passe en partie par la verge; vessie vide.

Soir. Vessie à demi pleine; T. axil. 40.

Le 30. T. axil. 38,6. Le malade ressent de légères douleurs en urinant, il n'a pas vomi; la vessie est à demi pleine; deux fils à ligature tombent.

Soir. T. axil. 39,2.

Le 31. Une garde-robe normale, plus de vomissements. T. axil. 38,4. Soir, 39,0. Les vomissements reparaissent.

2 janvier 1874. Vomissements, bouche amère.

Le 4. Les vomissements persistent, la fièvre est vive tous les soirs; Tentatives inutiles pour pénétrer dans l'orifice postérieur avec une petite bougie.

Le 8. Plus de vomissements depuis deux jours; anémie marquée.

Le 10. Toujours de la fièvre le soir.

Le 24. Le malade maigrit et perd ses forces.

Le 26. Une bougie introduite par le méat se replie.

12 février. Fièvre, vive frisson, douleur rénale à droite.

Le 18. Diarrhée; lavement laudanum; potion ratanhia.

Le 28. La diarrhée persiste.

1er mars. Hémorrhagie intestinale assez abondante; le malade dépérit à vue d'œil.

Le 5. Nouvelle hémorrhagie intestinale assez abondante, langue sèche, noire.

Le 9 mars. Diarrhée fétide.

Le 13. Mort à 11 heures du soir, intelligence conservée jusqu'aux derniers moments.

Autopsie trente-cinq heures après la mort.

Poumons et cœur parfaitement sains. Maigreur, anémie générale de tous les organes; foie de volume normal, le bord antérieur est cirrhotique.

L'intestin grêle est ratatiné, la muqueuse injectée par places; le gros intestin est très-malade, la muqueuse est épaissie, friable, hyperémiée, ardoisée, par place; l'iliaque et le rectum présentent une grande quantité d'ulcérations.

Les parois musculeuses de la vessie sont hypertrophiées; elle est remplie d'urine purulente et fétide.

Prostate volumineuse; l'hypertrophie porte surtout sur la partie qui est en avant du canal; les deux lobes latéraux sont transformés en deux poches purulentes qui se vident dans l'urèthre par la pression. On voit que la balle a complètement sectionné l'urèthre ainsi que les corps caverneux au niveau du ligament suspenseur. En ce point le tissu spongieux de ces corps a subi la transformation fibreuse. L'obstruction de l'urèthre est complète; il existe une cloison fibreuse de 2 millimètres tout au plus, séparant la partie postérieure de l'incision, de la partie dilatée du canal en arrière de la section.

En effet, en arrière de la cloison fibreuse, qui siége dans la portion membraneuse de l'urèthre, ce canal est dilaté; lacunes prostatiques nombreuses et profondes; l'urine ne s'échappait que par un orifice très-étroit (une épingle a de la peine à le franchir), situé immédiatement derrière la cloison qui sépare les deux bouts de l'urèthre sectionné. Ce pertuis conduit dans un clapier situé autour du corps caverneux gauche; l'urine séjournait dans ce clapier avant de s'échapper par la fistule scrotale. Le bout antérieur de l'urèthre se termine par un cul-de-sac où vient aboutir un pertuis qui communique avec les fistules périnéales, vestiges de l'uréthrotomie externe.

Les uretères fortement dilatés admettent facilement une bougie n° 15 de la filière Charrière.

Les reins ne sont pas augmentés de volume. Bassinets et calices dilatés; la membrane qui les tapisse est arborisée. A la coupe, la substance corticale est pâle, farcie d'une multitude de petits abcès du volume d'un grain de chènevis à celui d'un pois. Ces abcès font la plupart saillie à la surface de l'organe et sont ramollis à divers degrés.

Nous devons la fin de cette observation, ainsi que l'autopsie, à l'obligeance de notre excellent collègue et ami Zambianchi.

La pièce est conservée au Musée Civiale, sous le n° LXVIII.

DEUXIÈME PARTIE

Traitement des rétrécissements compliqués d'infiltration urineuse ou d'abcès urineux.

CHAPITRE PREMIER.

INTRODUCTION.

Fréquemment il arrive que les rétrécissements de l'urèthre se compliquent, soit avant, soit pendant la durée du traitement, d'infiltration d'urine ou d'abcès urineux. Cette complication redoutable nécessite une thérapeutique spéciale et modifie le mode de traitement de l'affection primitive.

C'est l'étude de ce traitement que nous allons aborder actuellement, en suivant l'ordre clinique et en nous appuyant surtout sur les observations que avons avons recueillies dans le service de M. Guyon, à Necker. Nous passerons rapidement sur quelques points de ce traitement admis de tous les auteurs, pour insister sur quelques règles spéciales formulées dans ces derniers temps.

Dans les cas d'infiltration d'urine ou d'abcès urineux survenant à la suite de rétrécissement, le point de départ siége, dans la majorité des cas, dans la région membraneuse du canal; l'urine partant de là s'épanche dans les tissus compris entre les deux lames aponévrotiques superficielles et moyennes du périnée, puis gagne les bourses, les enveloppes de la verge et les parois abdominales.

Nous ne nous occuperons pas de l'infiltration de l'étage supérieur qui survient si rarement à la suite de rétrécissement de l'urèthre.

Au point de vue clinique et purement pratique, nous croyons utile de distinguer deux ordres de cas qui présentent cependant un grand nombre de points communs dans l'étude du traitement :

1° L'*infiltration d'urine aiguë*, survenant brusquement à la suite d'une rétention d'urine plus ou moins complète, débutant par un frisson, envahissant rapidement le tissu cellulaire du périnée, des bourses, et déterminant des symptômes généraux et locaux d'une extrême gravité ;

2° L'*abcès urineux*, qui forme pendant un temps plus ou moins long une tumeur limitée au périnée, s'accompagne de symptômes généraux et de désordres locaux moins graves, mais se termine fréquemment, s'il n'est pas surveillé attentivement, par une véritable infiltration.

CHAPITRE II.

INFILTRATION AIGUE.

Dans les cas d'infiltration aiguë, les premiers que nous allons examiner, deux indications se présentent, comme le fait très-bien remarquer M. Voillemier, il faut : 1° ouvrir une issue aux liquides infiltrés, et 2° rétablir la miction.

Tous les auteurs s'accordent pour reconnaître l'utilité de ces deux indications; mais, si on examine de quelle façon ils cherchent à les remplir, on verra qu'il existe des divergences portant sur le mode opératoire et surtout sur l'époque et la manière dont il convient de rétablir la miction.

PREMIÈRE INDICATION. — *Ouvrir une issue aux liquides infiltrés.*

Lorsqu'on s'est assuré qu'une quantité plus ou moins considérable d'urine est infiltrée dans les tissus du périnée et des bourses, il faut immédiatement chercher à lui ouvrir une voie au dehors. Presque tous les auteurs sont unanimes sur ce point : Boyer, Bérard, Civiale, et en Angleterre, Brodie, Thompson et bien d'autres.

« La première chose à faire (dit Boyer) est de pratiquer le *plus tôt possible* une incision au périnée pour donner issue à l'urine épanchée ou infiltrée, prévenir l'infiltration ultérieure de ce liquide et les ravages que sa présence pourrait occasionner » (1).

« Le point capital, dit Civiale, sur lequel reposent les chances de l'opération en ce qui concerne l'infiltration urineuse, est qu'un instant de retard peut compromettre la vie du malade; il importe donc que le chirurgien ne le perde jamais de vue. »

M. le professeur Gosselin dans ses cliniques signale

(1) Boyer, Maladies chirurgicales, t. IX, 250, Paris, 1824.
(2) Civiale, Traité pratique, t. II, p. 303

aussi ce point, sur lequel nous n'aurions pas tant insisté, si nous n'avions lu dans une thèse récente que la première indication à remplir était d'introduire une sonde ou un instrument quelconque dans la vessie; si nous n'avions vu aussi dans quelques cas, de graves accidents résulter de ce mode opératoire. Nous reviendrons du reste sur ce sujet lorsque nous parlerons de la deuxième indication à remplir : le rétablissement du cours naturel des urines.

MODE OPÉRATOIRE.

De quelle façon doit être pratiquée l'incision dans les cas d'infiltration d'urine ?

C'est ici que commencent les divergences.

Bon nombre d'auteurs recommandent les incisions latérales plus ou moins nombreuses sur le périnée, le scrotum, et toutes les parties infiltrées, sans parler de l'utilité d'une incision médiane périnéale, allant jusqu'au siége de l'infiltration, jusqu'au point de l'urèthre qui a été lésé; d'autres, au contraire, insistent sur l'importance de cette pratique, mais peut-être, sans donner assez de détails sur le mode opératoire qu'ils ont employé.

Des incisions plus ou moins profondes, de 3 ou 4 centimètres de longueur et plus dans certains cas, doivent être pratiquées sur la verge, les bourses, les parois abdominales et toutes les parties infiltrées par l'urine.

Ces incisions, dont le nombre varie suivant l'étendue de l'infiltration, « doivent être suffisamment espacées et disposées de façon à prévenir autant que possible la gangrène des téguments qui les séparent » (1). Elles sont des-

(1) Voillemier, Traité des maladies des voies urinaires, Paris, 1868, t. I, p. 413.

tinées au dégorgement des tissus, et nul ne conteste leur utilité ; cependant elles ne sont pas suffisantes ; elles n'empêchent pas l'infiltration de se reproduire, n'attaquent pas le mal à sa racine, en ouvrant une large voie à l'urine qui s'échappe de la partie lésée du canal et tend à s'infiltrer de nouveau dans les tissus ; ce rôle est rempli par l'incision périnéale.

INCISION PÉRINÉALE.

Historique. — Boyer est un des premiers auteurs qui aient parlé de l'utilité de pratiquer une incision large et profonde au périnée.

« Cette incision, dit-il, doit pénétrer jusqu'au siége du dépôt qui, pour l'ordinaire, est situé profondément, et avoir une étendue proportionnelle à celle du dépôt » (1).

Civiale, après lui, a insisté aussi sur l'étendue que l'on doit donner à l'incision périnéale « Si l'infiltration est circonscrite, on se borne à faire une seule incision qui divise la tumeur dans toute son étendue et toute sa profondeur, les liquides épanchés s'échappent, l'urine nouvelle qui arrive trouve une issue facile, et les accidents cessent....

« On ne peut donner aucune *règle générale* quant à la manière de pratiquer les incisions, à leur étendue, à leur direction, à leur profondeur. Chaque cas réclame impérieusement des modifications particulières. C'est au chirurgien à voir, dans le moment, ce qu'il convient le mieux de faire. Le point sur lequel doit porter l'instrument est surtout difficile à déterminer : d'abord, parce que l'on

(1) Boyer, t. IX, p. 250, loc. cit.

conserve quelquefois des doutes à l'égard du siége précis de la crevasse, ensuite, parce que les liquides épanchés peuvent prendre une direction telle que le gonflement s'opère à quelque distance de la rupture.....

« Il y a deux circonstances sur lesquelles on ne saurait trop insister : la première est d'agir en toute diligence; la seconde de se tenir en garde contre une méprise que commettent la plupart des jeunes praticiens. Le gonflement des parties est tel qu'on craint toujours de faire les incisions trop profondes ou trop étendues; cependant des incisions d'une étendue presque effrayante se réduisent, pour ainsi dire, à des mouchetures après le dégorgement opéré. Il ne faut pas perdre de vue, d'ailleurs, que les parties baignées par le pus se débarrassent avec d'autant plus de facilité qu'on divise un plus grand nombre de cloisons cellulaires » (1).

Tout en reconnaissant la justesse des observations de Civiale, relatives à la profondeur que l'on peut donner à l'incision périnéale, nous pensons qu'il a été trop loin, lorsqu'il dit, que l'on ne peut donner aucune règle relative à la direction et à l'étendue de cette incision.

M. Gosselin, dans ses cliniques, insiste avec raison sur l'utilité de l'incision périnéale, longue et profonde, et reproche aux auteurs de ne pas s'être assez étendus sur ce fait.

« Si l'incision périnéale est insuffisante, ajoute-t-il, il en résulte que le périnée n'étant pas assez largement ouvert, l'urine continue à se porter vers le scrotum et le pénis » (2). M. Gosselin parle aussi de la position qu'il

(1) Civiale. Loc. cit., t. II, p. 411.

(2) Gosselin. Clinique chirurgicale de l'hôpital de la Charité, 1873, t. II, p. 303.

convient de donner au malade, assis en travers sur le bord du lit, et les jambes relevées comme pour l'opération de la taille, pour pratiquer soit l'examen du périnée, soit les incisions nécessaires.

M. Voillemier, après avoir rappelé la méthode de Bonnet, de Lyon, complètement abandonnée aujourd'hui, et qui consistait à faire une incision étendue d'une extrémité à l'autre de la lésion (1), s'exprime ainsi : « Je crois qu'il est préférable de diviser d'abord le périnée au niveau de la déchirure de l'urèthre, afin que les urines puissent sortir librement au moment de la miction...

« Au périnée, on est obligé, tantôt d'inciser le scrotum sur la *ligne médiane* dans toute son épaisseur, de manière à séparer complètement les testicules l'un de l'autre, tantôt de diviser la peau, le tissu cellulaire sous-cutané et l'aponévrose superficielle » (2).

Ainsi M. Voillemier parle de l'incision médiane scrotale, nécessitée dans un certain nombre de cas par l'étendue de l'infiltration. Mais, comme les auteurs précédents, il n'insiste peut-être pas tout à fait assez sur les avantages de l'*incision médiane périnéale*, celle que l'on a le plus fréquemment l'occasion de pratiquer, surtout lorsque l'infiltration est à son début; M. Thompson, non plus, ne parle pas beaucoup des avantages de cette incision, et l'on doit remonter jusqu'en 1868, époque à laquelle M. le Dr Caron, élève de M. Flaubert, chirurgien de l'Hôtel-Dieu de Rouen, a rappelé dans sa thèse ce point de pratique, et donné huit observations très-concluantes à l'appui de ce qu'il avance. « Si l'abcès, dit-il, est borné au

(1) Philipeaux. Traité pratique de la cautérisation, d'après l'enseignement clinique de Bonnet, Paris, 1856, p. 510.

(2) Voillemier. Loc. cit., p. 413.

périnée, et ne le dépasse pas en avant, le long du canal, il faut commencer l'incision à la partie postérieure des bourses et ne s'arrêter qu'au niveau du sphincter anal.

« Si l'abcès est plus étendu, et si le scrotum est infiltré, œdémateux, il ne faut pas craindre d'inciser à partir de la verge jusqu'au milieu du périnée ; on a ainsi une plaie d'une longueur considérable, et d'une profondeur telle que le bistouri y disparaît tout entier ; il faut que l'incision soit prolongée loin en arrière pour éviter les *clapiers* qui pourraient se produire. Il s'échappe par cette ouverture un flot de pus mélangé d'urine, d'une odeur fétide, et l'on aperçoit, en écartant les lèvres de la plaie, une cavité plus ou moins profonde dont les parois ont une couleur grisâtre ardoisée. On peut quelquefois apercevoir au fond de la cavité le canal de l'urèthre ulcéré dans une étendue variable ou même détruit dans une certaine étendue » (1).

Nous avons tenu à reproduire ce passage dans son entier, parce qu'il indique parfaitement le mode opératoire suivi par notre maître, M. Guyon, qui insistait déjà à cette époque sur les avantages d'une incision périnéale pratiquée exactement sur la ligne médiane.

Description de l'opération. — Comme nous l'avons déjà dit, que le rétrécissement siége au bulbe (comme c'est le cas le plus fréquent), qu'il siége au niveau de la partie pelvienne, ou que même il s'agisse d'un rétrécissement cicatriciel du méat (comme M. Guyon l'a observé trois fois), la rupture du canal se fait en général au niveau de la portion périnéale de l'urèthre ; aussi est-ce en ce point

(1) Caron. Des abcès urineux, thèse 1868.

qu'il convient d'abord d'inciser, pour arriver au foyer même de l'infiltration.

Dans certains cas, les plus rares cependant, les crevasses, la rupture du canal peuvent aussi se produire dans d'autres points, par exemple, à la racine de la verge.

Quoi qu'il en soit, supposons une infiltration ayant débuté par le périnée, se propageant plus ou moins loin, le long des bourses, de la verge, et voyons la conduite à tenir : « Bien souvent, dans la pratique (nous dit M. Guyon dans une leçon clinique professée, en 1874, à l'hôpital Necker), le chirurgien voyant une tumeur urineuse proéminer soit à droite, soit à gauche, se laisse guider par la saillie latérale de la poche sur laquelle il incise, dans le but de pénétrer dans le foyer. En agissant ainsi, on risque de rencontrer avec l'instrument tranchant l'artère superficielle du périnée, qui, sur les parties latérales, se rapproche des branches du pubis, et qu'il est très-difficile de lier en ce point au milieu des tissus lardacés.

L'incision médiane présente encore deux autres avantages : elle permet de pénétrer facilement dans la poche urineuse dont la paroi profonde, en contact avec l'urèthre, est toujours située sur la ligne médiane ; enfin elle offre une voie plus directe, plus courte et moins sinueuse à l'urine qui s'échappe de la portion ulcérée du canal.

Entrons maintenant dans quelques détails sur l'opération en elle-même :

Le malade est placé sur le bord de son lit, les jambes écartées et relevées par des aides, de manière à faire bomber le périnée ; les bourses sont également relevées par un aide. Le périnée est rasé comme pour l'opération de la taille et (sans avoir préalablement introduit aucune espèce de cathéter ni d'instrument dans l'urèthre, jusqu'à la partie antérieure du rétrécissement, comme le voulait Robert), l'on pratique, sur la ligne médiane, une incision qui, dans les cas d'infiltration un peu étendue, s'étend du scrotum à l'anus, empiétant même de 2 et 3 centimètres sur la partie postérieure du scrotum, si cet organe est envahi par l'infiltration. Il faut inciser hardiment, mais couche par couche, d'abord la peau, puis le tissu cellulaire très-épaissi, infiltré, et continuer sur la ligne médiane, jusqu'à ce qu'un flot de liquide purulent et urineux s'échappant au dehors, indique que l'on a incisé l'aponévrose superficielle et que l'on est parvenu dans la poche urineuse.

Cette incision présente parfois une profondeur considérable, qui varie du reste avec le degré d'infiltration du tissu cellulaire. Lorsque l'on est parvenu avec le bistouri dans le foyer de l'infiltration, il est utile de s'assurer, avec le doigt, de l'étendue de ce foyer, de rompre du même coup les brides celluleuses séparant la partie médiane des parties latérales, surtout dans les cas où le foyer est anfractueux; et enfin, en retirant le doigt, d'écarter autant que possible les lèvres de la solution de continuité, afin de permettre à l'urine de s'écouler dans les meilleures conditions possibles. Dans les cas où l'infiltration est peu considérable, la première indication est remplie; l'urine s'échappe en abondance par la plaie périnéale, et le dégorgement des parties ne tarde pas à s'opérer.

Si, au contraire, comme nous l'avons déjà dit, l'infiltration est considérable, des incisions variables en nombre et en étendue seront pratiquées sur les bourses, le pénis, les parois abdominales et toutes les parties infiltrées, pour faciliter le dégorgement de ces parties.

Il est très-rare que l'incision médiane donne lieu à une hémorrhagie considérable, et presque jamais l'on n'est obligé de pratiquer de ligature.

L'incision terminée, il est bon de laver la plaie à grande eau pour faciliter l'expulsion du pus et des débris de tissu cellulaire sphacélé, puis on replace le malade dans son lit, sans interposer entre les lèvres de la plaie aucun corps étranger pouvant intercepter le passage de l'urine, et en ayant soin de lui donner la même position qu'après l'opération de la taille : les genoux relevés, les cuisses légèrement écartées et demi-fléchies. Des fomentations émollientes, des cataplasmes seront appliqués lâchement sur toutes les parties infiltrées; on aura soin de les renouveler fréquemment et de nettoyer la plaie au moins deux fois par jour. Dans le cas où les lèvres de la plaie tendraient à se rapprocher avant la cicatrisation des parties profondes, il sera indiqué de les écarter soit avec l'index, soit avec un instrument mousse. Il sera très-utile en même temps de surveiller l'état général du malade. S'il survient un frisson et des accès de fièvre urineuse, des sudorifiques, des reconstituants, le thé au rhum et le sulfate de quinine seront d'un grand secours. Nous n'avons pas à insister sur ce traitement général, qui est le même dans tous les cas de fièvre urineuse.

Dans la majorité des cas, lorsque l'état général du malade n'est pas trop mauvais au moment de l'opération, lorsque l'infiltration ne présente pas une étendue très-considérable, le dégorgement se fera facilement, les portions de tissu sphacélé seront éliminées au bout de huit à douze jours, l'urine s'écoulera en majeure partie et librement par la plaie périnéale, et l'on aura ainsi rempli la première des deux indications : *celle d'ouvrir une issue aux liquides infiltrés.*

DEUXIÈME INDICATION. — *Rétablissement de la miction.*

L'urine s'écoule en abondance par la plaie, mais pas du tout ou fort peu par le canal; il reste par conséquent une seconde indication à remplir dans le traitement de l'infiltration, celle de rétablir le cours naturel des urines. C'est ici surtout que les chirurgiens sont peu d'accord, non-seulement sur le mode opératoire, mais surtout sur l'époque où il convient de remplir cette indication.

Nous allons examiner successivement ces deux questions, en commençant par l'étude du moment auquel il convient d'agir sur le canal de l'urèthre.

Nous nous trouvons ici en présence de trois opinions :

1° Tandis que certains auteurs, Chopart, Velpeau, conseillent de passer le plus tôt possible une sonde ou un instrument quelconque dans le canal, quelquefois même avant de pratiquer l'incision périnéale ;

2° D'autres, comme Boyer, Laugier, M. Voillemier et M. le professeur Gosselin, pensent qu'il faut attendre le dégorgement des parties et laisser s'écouler de deux à huit jours avant de pratiquer le cathétérisme ;

3° Enfin, une troisième opinion est celle qui conseille d'attendre au moins quinze jours, quelquefois même trois semaines ou un mois avant de pratiquer aucune tentative de cathétérisme. C'est l'opinion qui a été émise par M. Caron, dans sa thèse en 1868. C'est aussi la pratique de M. Guyon, qui a été conduit aux mêmes indications sans avoir eu connaissance ni des opinions de M. Caron, ni des observations recueillies à l'hôpital de Rouen, dans le service de M. Flaubert.

Nous allons revenir avec quelques détails sur chacune de ces trois méthodes, en tâchant de nous faire une idée des avantages et des inconvénients qu'elles présentent.

1° *Cathétérisme pratiqué avant ou de suite après l'incision périnéale.* — Autrefois l'on croyait fort utile, avant de pratiquer les incisions dans les cas d'infiltration d'urine, de passer une bougie ou mieux une sonde jusque dans la vessie, afin de faciliter l'écoulement de l'urine par le canal de l'urèthre. Dessault et Chopart avaient la coutume de se servir de cette méthode, qui offre cependant le grave inconvénient d'exposer le malade à la résorption urineuse et même à l'infection purulente.

2° *Cathétérisme pratiqué de deux à huit jours après l'incision.* — Actuellement, il est assez rare qu'un chirurgien, se trouvant en présence d'une infiltration d'une certaine étendue, ait tout d'abord l'idée de passer une sonde ou un instrument au travers du canal, avant de pratiquer une ou plusieurs incisions; bien plus fréquemment, il laissera pendant un temps variable les parties infiltrées se dégorger avant de pratiquer aucune tentative de cathétérisme.

Bérard et Laugier (1) voulaient que la sonde fût introduite de bonne heure, un ou deux jours au plus après l'incision de l'abcès, afin de prévenir une nouvelle poussée d'infiltration et la formation des fistules urinaires.

M. Voillemier conseille d'attendre trois ou quatre jours et déclare qu'au bout de ce temps il est rare que le bec de la sonde s'engage dans la rupture de l'urèthre (2).

(1) Charbonnier. Des abcès urineux au périnée, 1856, thèse de Paris.
(2) Voillemier. Loc. cit., p. 414.

Quoique cette méthode soit préférable sans aucun doute à la première, nous pensons qu'elle présente de sérieux inconvénients, surtout lorsque l'infiltration offre une certaine étendue et que la lésion de l'urèthre doit être considérable. Ces inconvénients avaient déjà été signalés par Boyer, qui s'exprime ainsi : « Dans tous les cas, la sonde est le moyen essentiel de guérison ; elle doit être employée de *bonne heure après le dégorgement des parties et la détersion complète des plaies* dont elle favorise singulièrement la cicatrisation (c'est-à-dire huit jours au moins après l'accident).

« Avant cette époque de la maladie, l'introduction de la sonde présenterait les plus grandes difficultés; outre le rétrécissement de l'urèthre, on aurait de plus à surmonter les obstacles qu'apporteraient au passage de l'algalie, et les tumeurs urinaires, placées sur le trajet du canal, et quelquefois la crevasse de ses parois, dans laquelle le bec de la sonde pourrait s'insinuer. Le cathétérisme présente moins de difficultés, lorsque le dégorgement des parties est opéré; il est rare alors qu'avec un peu d'adresse, de patience et surtout d'habitude de sonder, on ne parvienne à faire pénétrer la sonde dans a vessie. »(1).

Le terme de huit jours après l'incision, préconisé par M. le professeur Gosselin (2), pour introduire et laisser une sonde à demeure dans le canal, présente bien moins d'inconvénients. Nous verrons cependant (Obs. 1) que, dans certains cas, il n'est pas absolument exempt de dangers, et qu'à cette époque la sonde peut encore déter-

(1) Boyer. Maladies chirurgicales, t. IX, p. 252.
(2) Gosselin. Clinique chirurgicale de l'hôpital de la Charité, t. II, p. 340.

miner, soit des accidents fébriles, soit même augmenter les lésions du canal qui donnent lieu à l'infiltration.

3° *Cathétérisme pratiqué de quinze à trente jours après l'incision.*—M. Dureau, dans une thèse soutenue, en 1842, à la Faculté de médecine de Paris, avait déjà indiqué que le cathétérisme, dans les cas d'infiltration d'urine, n'était pas indispensable, ni même indiqué pendant les premiers jours après l'incision, « car alors, dit-il, le mal est fait, la solution de continuité est établie et l'urine possède une voie artificielle d'écoulement (1). Ces quelques observations nous paraissent parfaitement exactes, quoique M. Dureau n'ait pas indiqué tous les dangers d'une intervention trop rapide. Aussi, nous devons nous reporter à la thèse de M. Caron, pour voir indiqués pour la première fois d'une façon complète et précise les avantages du cathétérisme pratiqué tardivement.

« Nous pensons, dit M. Caron, d'après ce que nous avons été à même d'observer, et ce que nous avons entendu professer par M. Flaubert, qu'il ne faut jamais essayer d'introduire une sonde dans la vessie aussitôt ou très-peu de temps après l'incision de l'abcès. Selon lui, la présence d'un instrument quelconque sur la paroi enflammée du canal ne peut qu'augmenter encore l'inflammation, et amener presque certainement la destruction des bords de l'incision uréthrale. Dans certains cas on agrandit la lésion par les tâtonnements qu'on est obligé de faire pour introduire la sonde; et, si l'on y parvient, un contact avec les parties déjà sphacélées augmente infailliblement la gangrène et la perte de substance qui peut devenir incurable.

(1) Dureau. Tumeurs urinaires, 1842, th. de Paris.

« On pourrrait craindre que l'urine passant en grande quantité par la plaie ne continue de s'infiltrer, mais ce danger n'est pas à redouter, quand on a eu soin de pratiquer une incision assez grande et assez prolongée en arrière. L'urine, trouvant une issue facile, n'a plus aucune tendance à pénétrer dans les tissus qui lui opposent de la résistance. Il faut, comme on le voit dans la plupart des observations rapportées plus haut, laisser écouler quinze jours à trois semaines avant de passer des sondes ou des bougies, c'est-à-dire attendre que toute infiltration ait disparu, que la plaie soit en voie de cicatrisation, et que les parois du canal, revenues à leur état normal, ne soient plus exposées par la présence d'un corps étranger à s'enflammer et se gangrener. » (1).

Depuis une année environ, M. Guyon, ayant observé que fréquemment les malades étaient atteints de frisson, de fièvre urineuse, quelquefois même, comme nous le verrons dans l'observation n° 5, d'infection purulente lorsqu'on touchait à leur canal quelques jours seulement après avoir pratiqué l'ouverture au périnée, a adopté exactement la même méthode, sur laquelle il a insisté dans une leçon clinique professée le 2 mai 1874 à Necker. Il conseille de s'occuper uniquement, pendant trois semaines, un mois, quelquefois même davantage, du traitement de l'infiltration, sans faire aucune tentative de cathétérisme du côté de l'urèthre. Puis, lorsque les incisions sont à peu près cicatrisées, que toutes les portions mortifiées sont éliminées, et qu'il ne reste plus au périnée qu'une ouverture insignifiante donnant écoulement à une quantité plus ou moins considérable

(1) Caron. Loco citato.

d'urine, il se décide seulement alors à introduire un instrument dans la vessie.

Du mode opératoire qu'il convient d'adopter pour rétablir le cours normal des urines.

Les chirurgiens, qui désirent que l'on agisse de bonne heure sur le canal, préconisent la sonde à demeure comme le meilleur moyen de rétablir le cours des urines, dans tous les cas où cela est possible, « et il est rare, comme le faisait déjà remarquer Boyer, qu'avec un peu d'adresse, de patience et surtout d'habitude de sonder, on ne parvienne à faire pénétrer la sonde dans la vessie (1). En effet, ce ne sont pas, dans la majorité des cas, les rétrécissements les plus étroits qui sont suivis ou accompagnés d'infiltration d'urine, mais bien les rétrécissements durs, anciens, déjà traités à plusieurs reprises, en un mot ceux dans lesquels les lésions du canal en arrière du rétrécissement sont considérables et de vieille date. Il existe cependant des cas exceptionnels; quelques chirurgiens, M. Voillemier entre autres, disent en avoir rencontré, et nous-même nous en avons rapporté un exemple dans la première partie de ce travail (obs. 9), dans lesquels, même après le dégorgement des parties, il est impossible de franchir le rétrécissement. Dans ce cas, ce qui nous paraît préférable, c'est d'attendre trois semaines, un mois, puis de faire des tentatives pour franchir le rétrécissement avec une bougie fine, collodionnée, en suivant la méthode que nous avons indiquée dans la première partie de ce travail.

Mais, si, dans la majorité des cas, l'introduction de

(1) Boyer, Maladies chirurgicales, t. IX, p. 253.

la sonde ne présente pas de grandes difficultés, elle ne remplit pas toujours le but que l'on se propose: l'urine, au lieu de s'écouler entièrement par la lumière de la sonde, passe bientôt entre elle et les parois du canal, et vient se mettre en contact avec la plaie périnéale. La présence d'une sonde à demeure dans un canal malade et ulcéré offre en outre de graves inconvénients, sur lesquels M. Mercier, et après lui M. Devers (1), ont beaucoup insisté.

Quant à la sonde à demeure, dit M. Devers, elle a de sérieux inconvénients; on la mettait pour empêcher le contact irritant des urines devant empêcher le travail de cicatrisation. C'est une double erreur, attendu que l'urine ne possède pas la propriété fâcheuse d'empêcher le travail réparateur, et d'un autre côté, les sondes à demeure ne réussissent pas à mettre les lèvres de la plaie à l'abri du contact du liquide.

« Alors on a donné une autre raison de leur emploi, et c'est la bonne : *maintenir l'urèthre* par leur présence dans un état de cicatrisation aussi complet que possible, afin que, la cicatrisation s'effectuant pendant cet état du canal, la cicatrice soit assez large pour qu'il n'y ait pas à craindre un rétrécissement consécutif.

« La sonde à demeure a de nombreux inconvénients; l'inflammation du canal et du col de la vessie, l'ulcération de ses parois, la formation d'abcès dans leur épaisseur, quelquefois même une phlébite mortelle doivent en faire restreindre l'usage, et seulement pendant les premiers jours après l'opération. Dès qu'elle est mal supportée, il faut la retirer; c'est probablement à cause

(1) Devers. Sur le dépôt par épanchement d'urine, etc., thèse 1857.

de ces inconvénients, que M. Syme ne met la sonde à demeure que pendant les deux ou trois jours qui suivent l'opération, et la passe ensuite dans le canal seulement tous les huit jours. »

Nous allons plus loin que M. Devers, et nous pensons qu'il convient de proscrire entièrement l'usage de la sonde à demeure, surtout dans les jours qui suivent immédiatement l'opération.

Comme le fait remarquer, très-justement, M. le professeur Gosselin : « La sonde à demeure a l'inconvénient de provoquer fréquemment une cystite et une uréthrite purulente. Le corps étranger peut même, au niveau de la solution de continuité, provoquer une inflammation ulcérative ou gangréneuse, qui aurait pour résultat d'augmenter l'étendue de la perforation et par suite les chances d'une fistule incurable.

Enfin, il n'est pas rare de voir, et nous en rapportons un exemple, la présence de la sonde à demeure déterminer des accidents de fièvre urineuse et même l'infection purulente.

Une autre méthode, applicable surtout après un certain nombre de jours, et lorsque l'urèthre n'est pas trop rétréci ni irritable, a été recommandée par un certain nombre de chirurgiens. Il s'agit de l'introduction d'une sonde, répétée trois ou quatre fois par jour, ou plutôt toutes les fois que le besoin d'uriner se fait sentir. Cette méthode a autant pour but d'empêcher la formation d'une fistule consécutive à l'ouverture de l'abcès urineux, que de rétablir le calibre normal du canal de l'urèthre.

Entre les mains de M. Thompson et de M. le professeur Gosselin, elle a donné parfois d'excellents résultats, mais elle demande à être conduite avec beaucoup de délicatesse, et, sauf dans certains cas où le malade a une grande habitude de se sonder lui-même, il peut être imprudent de lui confier le maniement de l'instrument. Voyons maintenant le mode opératoire mis en usage par M. Guyon.

Ce chirurgien, après avoir attendu quinze jours, trois semaines ou même davantage, et laissé pendant ce temps le malade uriner librement par le périnée, explore méthodiquement le canal avec des bougies à boule, comme dans les cas de rétrécissement ordinaire; après s'être assuré exactement du siége, du nombre et de l'étroitesse des rétrécissements, il cherche à passer une bougie d'un calibre plus ou moins considérable, jusque dans la vessie, et la laisse à demeure. Si la présence de cet instrument, ou l'exploration du canal détermine des accidents de fièvre uréthrale, il ajourne de nouveau tout traitement local pendant un temps plus ou moins long, et combat ces accidents par les sudorifiques et le sulfate de quinine.

Dans certains cas, alors que le rétrécissement n'est ni trop dur, ni trop aminci, et que la présence de la bougie est bien supportée, il est possible de terminer le traitement par la *dilatation* progressive. A mesure que le calibre du canal augmente, l'ouverture périnéale diminue et l'urine s'écoule en plus grande abondance par le canal. Dans la majorité des cas, au contraire, ces rétrécissements compliqués d'infiltration d'urine, sont durs et anciens; ils s'accompagnent d'une lésion considérable du canal, qui supporte mal l'introduction de la sonde. Il en résulte que le traitement par la dilatation se complique fréquemment d'accidents sérieux de fièvre urineuse, et M. Guyon lui préfère alors l'*uréthrotomie interne*, en ayant bien soin de laisser écouler un laps de temps suffisant entre l'incision périnéale et cette deuxième opération.

L'*uréthrotomie interne* est pratiquée suivant la méthode ordinaire, avec l'instrument de M. Maisonneuve; la sonde est laissée en général vingt-quatre heures à demeure, parfois pendant un temps plus considérable, lorsque l'urine s'écoule encore par la plaie périnéale. Nous avons noté cependant que, presque dans tous les cas, l'urine cesse de passer par la plaie immédiatement après l'uréthrotomie, et s'écoule en entier et librement par le canal de l'urèthre; et ainsi la deuxième indication est remplie, le cours naturel des urines est rétabli.

Résumé. — Avant de parler des résultats obtenus, qu'il nous soit permis de résumer en quelques mots le traitement de l'infiltration tel que nous l'avons vu pratiquer par M. Guyon et tel que nous le comprenons.

Deux indications se présentent, il faut : 1° livrer passage à l'urine infiltrée, et 2° rétablir le cours naturel des urines.

Pour remplir la première de ces deux indications, *une incision périnéale*, pratiquée sur la ligne médiane, large et profonde, s'étendant jusqu'au foyer urineux, et accompagnée d'incisions sur le scrotum, la verge et les parties infiltrées, nous paraît le meilleur mode opératoire. Cette première indication remplie, il convient de s'abstenir de toute manœuvre sur le canal pendant trois semaines, quinze jours au minimum, et seulement alors de s'occuper de la seconde indication, *le rétablissement du cours des urines*. Celle-ci est remplie, soit au moyen de la dilatation progressive, soit plus fréquemment de l'*uréthrotomie interne ou de la divulsion*, suivant le procédé que l'on préfère.

Résultats. — Nous ne pouvons pas malheureusement donner à l'appui de notre thèse un aussi grand nombre d'observations que nous l'aurions voulu. Ce n'est qu'à partir du commencement de l'année 1874, que M. Guyon, qui pratique depuis longtemps déjà l'incision périnéale médiane, a attaché un intérêt tout particulier à la seconde indication, et recommande de ne s'occuper que tardivement du rétrécissement. Depuis lors, il a observé 4 cas d'infiltration urineuse, dont nous allons donner les observations. Ces 4 cas se sont terminés par la guérison complète. Une fois cependant, l'infiltration était fort étendue et nécessita des incisions multiples et étendues outre l'incision périnéale. Il est évident qu'il est impossible sur un nombre de cas aussi restreint, de juger définitivement de la méthode que nous venons de décrire, nous pensons cependant, que joints aux 8 cas que M. Caron a réunis dans sa thèse, les 4 que nous allons donner présentent un certain intérêt pratique. Après avoir rapporté ces 4 cas, notre intention est d'en rappeler deux plus anciens, recueillis dans les registres des pièces conservées au musée Civiale, dans lesquels une intervention active trop prompte du côté du canal de l'urèthre n'a peut-être pas été complètement étrangère à la terminaison fatale.

Observation I.

Rétrécissement de l'urèthre ; infiltration d'urine ; guérison.

Dupin, âgé de 48 ans, entré le 20 février 1874, salle Saint-Vincent, n. 18 ; sorti le 6 mai.

Antécédents. — Première chaudepisse à l'âge de 20 ans environ. Depuis lors le malade en a eu plusieurs autres.

Difficulté pour uriner depuis six ou sept ans.

Il y a cinq ans rétention d'urine. Une sonde en gomme pénétrait à cette époque dans la vessie. Depuis lors le malade se sonde avec des bougies très-irrégulièrement. Depuis un an environ il ne peut plus pénétrer jusque dans la vessie. La difficulté pour uriner augmente continuellement; depuis cinq ou six mois le malade fait des efforts considérables de miction.

Œdème de la verge et des bourses depuis un mois environ.

20 février. *Etat actuel.* — Verge tuméfiée, gland dur et tuméfié. Paraphymosis; légère infiltration du scrotum. Tuméfaction de la région périnéale, douloureuse à la pression, et de la grosseur d'un gros œuf, s'étendant de la partie postérieure des bourses jusqu'à l'anus; fièvre peu vive.

Toucher rectal. — La prostate présente un volume moyen.

Traitement. — Incision sur la ligne médiane, s'étendant de la partie postérieure des bourses à 1 ou 2 centimètres au plus en avant de l'anus. On pénètre dans une poche urineuse à parois très-épaisses, située immédiatement en arrière du bulbe; il s'en écoule du pus et de l'urine.

Le 26. La malade a uriné surtout par la plaie; la verge est moins œdématiée.

Le 27. La vessie est vide; la verge est souple et moins œdématiée. On passe une bougie armée qu'on laisse à demeure.

Le 28. Frisson, fièvre vive dans la nuit. T. ax. 39. On retire la bougie armée et on remet à plus tard toute intervention active sur le canal. Thé au rhum, sulfate de quinine.

1 mars. La fièvre a cessé; le malade n'urine guère que par la plaie périnéale; la verge est un peu œdématiée.

Le 4. L'œdème de la verge disparaît peu à peu; depuis qu'on a retiré la bougie armée.

Le 5. Bain, cataplasmes.

Le 9. Le malade commence à uriner par la verge.

Le 20. L'urine s'écoule en majeure partie par le canal.

5 avril. Un peu d'urine s'écoule encore par le plaie.

Le 11. Uréthrotomie interne; le malade très-pusillanime demande à être chloroformé. Uréthrotome Maisonneuve 23; sonde n. 16. Pas de fièvre le soir.

Le 12. On retire la sonde. Pas de fièvre; l'urine sort en totalité par le canal.

Le 17. L'urine sort en abondance et facilement par le canal.

Le 21. La plaie périnéale est complétement fermée, mais la région périnéale est encore un peu indurée.

Le 25. Une sonde en gomme n. 16 passe facilement.

4 mai. Bougies n. 16 et 17.

Le 6. Exeat. La plaie du périnée est cicatrisée. Le malade urine facilement et avec un jet volumineux.

Cette observation est intéressante sous plusieurs rapports ; comme dans une de celles qui ont été recueillies par M. Caron, on voit que le simple passage d'un petite bougie en gomme sept jours après l'incision du périnée, a déterminé l'apparition de symptômes fébriles très-marqués, tandis qu'après un mois de repos, le canal a supporté l'introduction des bougies et l'*uréthrotomie interne*, sans qu'on ait remarqué le moindre accident fébrile. De plus, il est remarquable de voir qu'immédiatement après cette dernière opération, l'urine a cessé de couler par la plaie déjà en bonne partie cicatrisée. Dans un cas que nous rapporterons à propos des abcès urineux (obs. 7), nous verrons qu'il n'en est pas de même lorsque l'on n'a pas laissé écouler un temps suffisant avant de pratiquer cette opération.

Observation II.

Infiltration urineuse dans la loge superficielle du périnée ; rétrécissement de l'urèthre.

Bons, 64 ans, entré le 5 mai 1874, salle Saint-Vincent, n. 7, service de M. Guyon, à Necker.

Antécédents. — Première chaudepisse à l'âge de 18 ans, dure longtemps et est mal soignée. Deuxième et dernière il y a quinze ans.

Difficulté pour uriner depuis vingt-cinq ans ; le jet devient très-petit, le malade s'est passé de temps en temps de petites sondes, mais n'a jamais suivi de traitement régulier.

En 1859, à la suite d'une deuxième chaudepisse, le malade est atteint d'infiltration. M. Lallemand pratique deux incisions au périnée et sur les bourses, mais ne l'a jamais sondé. La difficulté pour uriner augmente peu à peu depuis ce temps-là. Jamais le malade n'a eu ni d'incontinence d'urine ni de rétention complète.

Depuis le mois d'avril il urine très-fréquemment. Douleur vive au niveau du périnée, avec frisson et fièvre. Le malade continue à uriner avec un petit jet, mais au prix de très-vives douleurs.

10 mars. *Etat actuel.* — A l'entrée du malade on constate la présence d'un abcès volumineux faisant saillie au niveau du périnée

avec commencement d'infiltration à ce niveau, et œdème considérable des bourses et de la verge.

Traitement. — Incision sur la ligne médiane du périnée, longue de 6 centimètres et profonde de 3 centimètres au moins. Il sort de l'urine et du pus en abondance. De suite après l'incision, le périnée se détend, et le malade se sent soulagé. Cataplasmes sur le périnée et les bourses.

Le 11. Le malade urine à la fois par la plaie et par le canal.

Le 15. La plaie est rosée, le périnée entièrement désenflé.

Le 26. Première exploration du canal avec des explorateurs à boule.

Le n. 21 s'arrête au niveau de la fosse naviculaire.

Le n. 15 s'arrête à la racine de la verge.

Le n. 10 s'arrête au milieu des bourses.

Le n. 8 s'arrête en arrière des bourses.

Le n. 6 pénètre facilement dans la vessie.

Le 27. Cette exploration n'a donné lieu à aucun accident fébrile.

Le 29. L'urine s'écoule autant par la plaie qui est en voie de cicatrisation que par la verge.

Le 31. On passe une sonde n. 7.

1er juin. Un peu de fièvre ; langue sèche, petit frisson.

Le 4. Il s'est refait un abcès beaucoup moins volumineux que le premier ; l'incision étant en bonne partie cicatrisée, on ouvre l'abcès ; il s'écoule du pus et de l'urine par l'incision.

Le 8. La fièvre est tombée.

Le 12. Il ne s'écoule plus que quelques gouttes d'urine par l'incision périnéale qui est en voie de cicatrisation. On passe une bougie armée.

Le 13. Uréthrotomie interne avec l'uréthrotome Maisonneuve, lame 23, sonde 16.

Le 14. On enlève la sonde. Pas de fièvre.

Le 15. Le malade urine librement par le canal ; il ne s'écoule pas une goutte d'urine par la plaie.

Le 17. Cautérisation des bourgeons charnus avec le nitrate d'argent.

Le 29. On passe facilement une bougie n. 15 dans le canal.

1er juillet. Bougie n. 17.

Le 2. Les Béniqué 37, 38, 39 passent facilement.

Le 8. Le Béniqué 40.

Le 10. Les Béniqué 41, 42. Le malade sort urinant à plein jet ; la plaie du périnée est entièrement cicatrisée.

Dans cette observation, de même que dans la première, on voit que de suite après l'uréthrotomie interne, l'urine a cessé de couler par la plaie. Nous verrons que la même chose a eu lieu dans la troisième observation, dans laquelle l'infiltration présentait cependant une étendue bien plus considérable.

Observation III.

Infiltration d'urine ayant envahi toute la loge périnéale, la verge, et remontant jusqu'aux parois abdominales.

Legr., 41 ans, employé. Entré le 5 juin 1874, salle Saint-Vincent, n° 22.

Antécédents.—Première blennorrhagie en 1850. Mal soignée, depuis lors plusieurs autres. La gêne de la miction débute en 1857, elle augmente peu à peu, et en 1867, le malade est obligé de se sonder de temps en temps avec une petite sonde en gomme des n°s 10 ou 12. — En 1872, rétention complète d'urine, le malade réussit à se sonder. La difficulté pour uriner augmente à partir de mai 1874; à la fin du mois, le périnée devient douloureux.

2 juin. Le malade est pris de frissons, de fièvre, le gonflement gagne tout le périnée; les 5, 6 et 7 juin, nouveaux accès de fièvre avec frissons. — Difficulté excessive pour uriner, perte d'appétit, sueurs abondantes, le gonflement du périnée augmente.

9. Le gonflement envahit la verge et les parois abdominales, le malade entre à l'hôpital.

10. Infiltration énorme du périnée, des bourses et de la verge; l'infiltration remonte jusqu'aux parois abdominales. Fièvre vive.

Traitement. — Incision sur la ligne médiane du périnée, longue de 5 centim. et profonde de 3; il sort par cette incision un flot de pus, d'urine et de sang. Après que l'on a ouvert l'aponévrose superficielle, on pratique 6 incisions moins profondes, et de 3 cent. environ de longueur, sur la verge, le scrotum et les deux côtés du pubis. Cataplasmes.

11. L'urine s'écoule facilement par la plaie du périnée, l'infiltration a diminué.

14. Plus de fièvre, la verge et le scrotum sont dégorgés, l'urine s'écoule presque en entier par la plaie du périnée

17. Le malade urine à la fois par la plaie et le méat. Une grosse eschare du tissu cellulaire est éliminée par la plaie du périnée.

19. Id.

25. L'urine sort difficilement par le canal, la plaie tend à se refermer, le périnée est dégonflé, la verge est encore un peu œdématinée. On passe une bougie n° 3 par le canal (15 jours après l'incision), on sent des frottements assez rudes indiquant la présence d'un calcul dans le canal. La bougie est laissée 4 jours à demeure.

29. Frisson et un peu de fièvre, on retire la bougie.

30. La fièvre est tombée, l'état général est bon, l'urine s'écoule autant par la plaie que par le canal.

1er juillet. Une petite bougie n° 5 est introduite facilement jusque dans la vessie.

3. On passe une petite bougie dans le canal, pas de fièvre, l'urine s'écoule en bonne partie par le canal, mais il en sort encore une assez notable quantité par la plaie du périnée.

4. Uréthrotomie interne, lame 23, sonde 16, laissée 24 heures à demeure.

5. On retire la sonde, pas la moindre fièvre. Il ne s'écoule plus une goutte d'urine par la plaie du périnée.

15. Le malade urine à gros jet, et il ne sort plus une goutte d'urine par la plaie du périnée qui est presque entièrement cicatrisée.

4 août. La plaie périnéale est cicatrisée, on passe un n° 18.

10. Le malade quitte l'hôpital, il se passe facilement un n° 17, le périnée est entièrement cicatrisé.

Observation IV.

Rétrécissements de l'urèthre ; infiltration d'urine.

B..., âgé de 83 ans. Entré le 26 mai 1874, salle Saint-Vincent, n° 12. Service de M. Guyon à Necker.

Antécédents. — Première chaudepisse en 1808.

En 1814, difficulté pour uriner, il est traité par la dilatation par le baron Larrey.

Depuis 20 ou 25 ans, le jet d'urine a diminué de nouveau, sans qu'il y ait cependant de trouble sérieux dans la miction.

Depuis le mois de décembre 1873, le jet devient filiforme ; le malade urine tous les quarts d'heure et plus souvent la nuit que le jour ; incontinence nocturne d'urine, pas de douleurs en urinant.

24 mai. Depuis 3 ou 4 jours, un peu de fièvre et léger frisson, le malade en se réveillant remarque une tuméfaction au niveau des bourses et de la verge. Cette tuméfaction augmente rapidement, et le 26, le malade se décide à entrer à l'hôpital.

Etat actuel. — 26 mai. Langue très-sèche, un peu de fièvre; la vessie distendue remonte juqu'à l'ombilic, œdème considérable du fourreau de la verge et du scrotum, le périnée est très-gonflé et infiltré.

27. M. Guyon pratique une longue incision médiane s'étendant depuis la racine de la verge jusque tout près de l'anus; l'incision pénètre dans un foyer étendu surtout à gauche, et du volume d'un œuf environ. Il s'échappe une assez grande quantité de pus et d'urine mélangés.

28. La saillie vésicale est un peu moins prononcée ; le malade a peu uriné par la verge et beaucoup par la plaie, peu de fièvre, encore de l'œdème de la verge et des bourses, mais moins qu'hier.

29. Langue moins sèche, plus de fièvre ; la saillie vésicale diminue, la région hypogastrique est toujours douloureuse, la verge et le scrotum se dégorgent, les urines sortent presque en totalité par la plaie.

1er juin. Pas de fièvre, les urines sont troubles, la vessie se vide, la langue est sèche.

15. Langue moins sèche, les urines sont plus claires, le malade urine fréquemment et à petit jet.

20. L'appétit est revenu, le malade urine encore un peu par la plaie, plus de douleurs hypogastriques.

12. Les urines sont claires, l'appétit excellent, la plaie du périnée est presque entièrement cicatrisée, il s'en échappe à peine une ou deux gouttes d'urine à chaque miction. Celle-ci est toujours fréquente, le jet est petit et bifide. On passe une bougie n° 6 plus de6 semaines après l'incision), le malade engraisse.

14. Les bougies nos 6 et 7 passent, pas de fièvre.

16. Les bougies nos 7 et 8.

22. Le malade n'urine plus du tout par la plaie qui est entièrement cicatrisée, on passe les bougies nos 11 et 12.

24. On passe la bougie n° 13.

26. On passe la bougie n° 14.

10 juillet. Id.; état général bon.

Dans cette observation remarquable, à cause de l'âge avancé et de l'état général dans lequel se trouvait le malade lors de son entrée à l'hôpital, on voit que M. Guyon a attendu près de deux mois après avoir pratiqué l'incision avant de toucher au canal.

A la suite de ces quatre observations, nous allons en rapporter deux, dont l'une nous est personnelle et l'autre tirée du registre de la collection Civiale. On verra dans ces deux observations les inconvénients de la sonde à demeure et d'une intervention trop hâtive.

Observation V.

Abcès urineux : rétrécissement de l'urèthre ; infection purulente.

Ch. (Jean), âgé de 51 ans, entré le 2 juin 1873, mort le 21 juin 1873.

Antécédents. — Première chaudepisse à 20 ans. Elle dure très-longtemps.

Le malade pisse moins bien depuis 23 ans.

En 1851 il est traité au Val-de-Grâce par la dilatation, puis en 1852 par la dilatation et les Béniqué.

Il néglige de se sonder pendant la guerre de Crimée et revient avec le typhus dont il guérit à l'Hôtel-Dieu à Paris.

En 1856, il quitte le service militaire et se passe de temps à autre des bougies d'abord assez volumineuses, puis fort petites.

Il y a dix ans il a été traité pendant quinze jours à l'Hôtel-Dieu par la dilatation et est sorti sur sa demande, alors qu'on lui passait le n° 12. Depuis lors aucun traitement régulier, il se passe seulement de temps à autre de petites bougies. Il y a quatre semaines environ, après être resté longtemps sans se sonder, il a essayé de se passer un n° 8, et après de vains efforts s'est fait saigner abondamment le canal. C'est de ce jour que daterait, au dire du malade, le gonflement des bourses et du périnée, la fièvre et les frissons.

Le malade a continué néanmoins à travailler, il y a quatre jours le gonflement du périnée et de très-vives douleurs l'en ont empêché.

Etat actuel. — Le malade a de la fièvre et la langue un peu èsche. On observe une tumeur allongée occupant toute la face inférieure du canal dans sa portion périnéale et scrotale. Le testicule droit est douloureux, l'épididyme gonflé, les bourses sont un peu infiltrées. T. ax. 38,2.

Traitement. — On incise l'abcès sur la ligne médiane du périnée dans une étendue de 5 centimètres environ. L'incision est profonde et donne écoulement à un mélange de sang, de pus et d'urine.

4 juin. L'urine s'écoule abondamment par l'incision périnéale, le malade se sent mieux, la fièvre est tombée, mais le scrotum est gonflé et infiltré.

Le 6. Exploration du canal. L'explorateur 18 est arrêté au niveau du scrotum, le 8 pénètre à 3 centimètres plus loin, le canal saigne facilement ; on pénètre jusque dans la vessie, mais avec peine et à travers des tissus indurés, avec une bougie n° 3 que l'on fixe à demeure.

Le 7. Uréthrotomie interne. Lame 23. Sonde n° 16 à demeure. L'opération se fait sans difficulté. Il s'écoule des urines chargées de pus. Soir, T. 38,2. Un peu de sang dans les urines.

Le 9. Un peu de fièvre le soir. T. ax. 39.

Le 10. Le scrotum est gonflé et tendu, le malade a eu de la fièvre hier soir. On enlève la sonde à demeure. T. ax. 38,6.

Le 11. L'urine s'écoule abondamment par la plaie du périnée.

Le 12. Le vessie ne se vide qu'incomplètement, l'infiltration du scrotum a diminué, il s'écoule de l'urine et du pus par la plaie. On replace une sonde à demeure dans la vessie. Diarrhée depuis deux jours.

Le 13. Ballonnement et gonflement du ventre, langue sèche, urines chargées de pus.

Le 14. On change la sonde, un peu moins de ballonnement du ventre. Soir. T. ax. 39.

Le 15. Le gonflement des bourses augmente. Langue sèche.

Le 16. Incisions multiples du scrotum. Il en sort du pus séreux. Hémorrhagie par l'incision supérieure. Ligature.

Le 17. Le ballonnement du ventre augmente, nouveau frisson dans la journée, fièvre vive. T. ax. 38,8.

Le 18. On change la sonde à demeure, elle est très-incrustée de phosphates calcaires.

Le 19. Langue sèche, pouls petit, rapide, 120. Vomissements bilieux. Ventre ballonné.

Le 20. Etat général déplorable, P. 150. Ballonnement considérable du ventre, qui est douloureux, langue sèche. Délire.

Le 21. Mort à deux heures du matin.

Autopsie trente heures après la mort. Abcès métastatiques au nombre d'une douzaine, du volume d'un pois, disséminés à la surface de la rate, rien à la surface du foie, ni à la coupe de cet organe.

En ouvrant l'urèthre par sa paroi inférieure, on observe que le canal est détruit dans une étendue considérable au niveau de la portion bulbeuse et scrotale, cette destruction se remarque surtout sur la paroi inférieure de l'organe.

Deux ouvertures allongées, presque parallèles, chacune de 5 centimètres environ de longueur et séparées l'une de l'autre, par un tissu en voie de destruction, et presque entièrement sphacélé, font communiquer le canal avec un vaste trajet fistuleux presque vertical, de 4 centimètres environ de longueur. L'ouverture externe de ce trajet est située sur la ligne médiane du périnée, immédiatement en arrière du scrotum. Cette ouverture est tapissée par une muqueuse épaissie et indurée. La prostate est remplacée par une vaste cavité pleine de pus, circonscrite par une enveloppe fibreuse assez épaisse. Cette cavité présente 6 centimètres de longueur et d'une largeur à peu près égale. Il n'existe plus traces de la glande, sauf sur les côtés de la vessie au niveau du col vésical où l'on remarque encore deux bourrelets saillants formés par le tissu de la glande.

La vessie elle-même est épaissie, surtout la couche musculeuse, elle est augmentée de volume, mais ne présente ni colonnes ni cellules.

Observation VI.

Rétrécissement du méat et adhérence du prépuce au méat.

Infiltration urineuse et gangrène de la paroi inférieure du canal de l'urèthre ; mort.

Mat..., 21 ans. Entré le 3 octobre en médecine pour un état soi-disant typhoïde.

5 octobre. Seulement on s'aperçoit qu'il a une infiltration d'urine. Incision sur la partie latérale gauche, puis le soir incision périnéale sur la ligne médiane donnant issue à de l'urine et à du pus. L'*infiltration* s'étendait du bulbe à la partie moyenne de la portion scrotale.

Le 6. On écarte le prépuce qui était adhérent au gland, et après plusieurs tentatives, on finit par introduire une bougie armée. On fait ensuite séance tenante l'*uréthrotomie interne* avec la lame 23. Le rétrécissement siége en arrière du méat sur une étendue de 2 centimètres. Dans tout le reste du canal on ne sent aucun obstacle. La sonde 15 est passée sans difficultés.

Deux heures après l'opération le malade est pris de frisson puis de sueurs.

Le soir, la peau est chaude, le pouls fréquent.

Le 8. On change de sonde et on passe une sonde en caoutchouc.

Le 11. En voulant passer la sonde on s'aperçoit d'une perte de substance de 2 à 3 centim. sur la face inférieure du canal au niveau de l'infiltration. On prend alors une sonde, on la fait sortir par l'ouverture uréthrale, puis reprenant le bout au périnée, on le conduit avec le doigt vers l'orifice postérieur.

Le 12. Fièvre. Indurations phlegmoneuses de chaque côté de l'anus plus marquées à droite.

Le 14. Frisson intense; face altérée. Plaie blafarde. Muguet.

Le 15. Langue sèche, diarrhée. Urine rouge, acide, pas de pus.

Le 16. Hémorrhagie abondante par la plaie périnéale, un caillot volumineux existe au niveau de la plaie et arrête l'hémorrhagie. On l'enlève et met sur la plaie, de la charpie imbibée d'eau de Pagliari.

Le 17. Respiration difficile; lèvres sèches, noirâtres, affaissement, pouls petit. Mort à 10 h. du matin.

Autopsie. — Un peu de liquide dans les plèvres. Les poumons sont congestionnés, spumeux et présentent un grand nombre d'*abcès métastatiques* dans leur intérieur; les uns sont complètement purulents, les autres offrent une consistance plus considérable.

Cœur. Caillots agoniques, blancs à l'extérieur et rouges à l'intérieur. Lésions athéromateuses de l'aorte sur beaucoup de points.

Foie. Volumineux, pigmenté; trace de congestions anciennes.

Reins. L'enveloppe fibreuse n'est pas adhérente. A la coupe, on voit à la partie supérieure et inférieure de l'organe deux portions pigmentées noirâtres s'étendant jusqu'à la périphérie de l'organe.

Points brillants reflétant la lumière dans la substance corticale.

Examiné au microscope le rein montre dans la substance corticale un grand nombre de cellules granuleuses renfermant des granulations très-fines. Dans quelques-uns des tubes la dégénérescence est peu accusée. Rien du côté des uretères.

Vessie contractée, dure, épaisse, offrant dans une foule de points une sorte de suffusion sanguine à la surface. La muqueuse n'est pas enflammée et glisse sur la musculeuse. Hypertrophie considérable de la musculeuse.

Rien du côté de la prostate. Les adhérences du prépuce se font sur le gland même autour du méat, elles sont intimes, il y a soudure absolue, continuité de tissu entre le prépuce et le gland.

L'urèthre est fendu sur sa face inférieure; on voit à la face supérieure le tissu du rétrécissement dur, blanchâtre, faisant corps avec la muqueuse et le tissu sous-muqueux.

On voit aussi le résultat de l'uréthrotomie qui ne laisse plus qu'un léger sillon sur la partie rétrécie; abcès gangréneux près de la région ischiatique. Plusieurs des veines de la région périnéale contiennent dans leur intérieur du pus que l'on fait sourdre à la pression.

CHAPITRE III

ABCÈS URINEUX

Nous ne dirons que quelques mots du traitement des abcès urineux, qui, dans la grande majorité des cas, est le même que celui de l'infiltration. Les deux questions suivantes, sur lesquelles tous les auteurs ne sont pas d'accord, nous occuperont seules quelques instants.

1° Quels sont les abcès urineux qu'il convient d'inciser?

2° Et à quelle époque convient-il de les inciser?

1° *Quels sont les abcès urineux qu'il convient d'inciser?* Deux opinions sont en présence : la première est soutenue seulement par un petit nombre d'auteurs et en particulier par M. Devers dans sa thèse (1).

« Dans un certain nombre de cas, alors que la tumeur est petite et lente à s'accroître, qu'elle existe depuis longtemps, que le canal est libre, ou que, si étant rétréci, le rétrécissement n'est pas infranchissable et ne met pas un obstacle trop grand à la sortie des urines, il conseille

(1) Devers. 1857.

après avoir dilaté le canal, d'introduire dans son intérieur une sonde en métal, de la laisser à demeure et de pratiquer sur la tumeur une compression exacte et continue. Si l'inflammation est trop vive et se propage trop loin, il faut, dans la crainte d'accidents plus graves, cesser l'usage de la sonde et se contenter d'une compression très-légère sur la tumeur. »

M. Devers donne deux ou trois observations à l'appui de cette méthode. Nous ne l'avons jamais vu mettre en pratique, mais nous la croyons applicable à très-peu de cas.

D'accord avec la majorité des chirurgiens actuels, nous pensons qu'une tumeur dure et d'un certain volume accolée à l'urèthre doit être incisée, quand bien même sa marche est chronique et ses symptômes généraux et locaux peu intenses.

« Quant aux petites tumeurs dures, indolentes, sans changement de couleur à la peau, formées par l'urine infiltrée dans les parois du canal ou le tissu cellulaire qui les entoure, l'introduction d'une sonde ou d'une bougie, en un mot le traitement par la dilatation suffira souvent pour les faire disparaître (1). »

Dans ce cas, du reste, il ne s'agit pas de véritables abcès urineux, mais simplement d'induration du canal ou de petites tumeurs urineuses qui, à un certain moment, il est vrai, peuvent s'enflammer, se ramollir et dégénérer en abcès.

Ainsi donc, le véritable abcès urineux, qu'il siége au périnée, à la région scrotale ou à la racine de la verge, doit être incisé dans toute sa longueur, suivant les règles

(1) Boyer, t. IX, p. 246

que nous avons données à propos de l'infiltration d'urine. Beaucoup d'auteurs, Boyer (1), Berard (2), Civiale (3) et bien d'autres, ont insisté sur la nécessité d'une intervention prompte et active; ces tumeurs pouvant, après avoir suivi une marche lente, après être restées même longtemps stationnaires, prendre tout à coup un développement considérable, et dégénérer en une infiltration de la plus haute gravité.

2° *A quelle époque convient-il de les inciser?* Il existe aussi de légères divergences sur ce point. Bérard veut que l'on incise aussitôt qu'on a le moindre indice de fluctuations. D'autres, au contraire, Boyer en particulier, croient qu'il ne faut pas même attendre cette époque, il donne les raisons suivantes pour justifier une intervention rapide :

« Le volume de l'abcès urineux n'est jamais en rapport avec l'étendue et la gravité du mal; presque toujours l'urine s'est creusée un foyer considérable vers l'intérieur, avant de produire au dehors une saillie bien remarquable. Cette circonstance jointe à la situation profonde de l'abcès et au défaut de fluctuation, en impose souvent sur la nature de la maladie, aux gens de l'art qui ont peu d'expérience, et leur fait perdre un emps précieux pour l'ouverture de l'abcès. On doit faire cette ouverture aussitôt qu'on a le moindre indice à l'existence du dépôt. Si l'on tardait à le faire et surtout si l'on attendait pour s'y déterminer que la fluctuation se fît sentir, le liquide urineux et purulent pourrait franchir les

(1) Id., t. IX, p. 247.

(2) Bérard, Dict. de médecine en 30, Paris, 1846, t. XXX, p. 114.

(3) Civiale, Traité pratique sur les maladies des organes génito-urinaires, Paris, 1858, t. II, p. 419.

(4) Boyer, t. IX, p. 248.

limites du foyer qui le contient, se répandre au loin et produire la gangrène du tissu cellulaire, dans lequel il s'infiltrerait. On fait, sur la partie moyenne de la tumeur du périnée, une incision longitudinale qui doit pénétrer jusqu'au foyer du mal. Ce foyer est quelquefois si profond, qu'on n'y arrive qu'après avoir coupé des parties qui ont plus d'un pouce et demi d'épaisseur.

Sir B. Brodie, dans ses *Leçons sur les maladies des voies urinaires*, insiste aussi sur l'utilité d'une intervention rapide et de l'incision pratiquée avant qu'il soit possible de percevoir la fluctuation. « On ne se hâte jamais trop, dit-il, en terminant, d'ouvrir un abcès urinaire, et son ouverture doit être aussi grande que la prudence permet de le faire (1). »

Civiale dit que l'on ne doit pas hésiter à ouvrir les abcès urineux dès qu'on en a établi le diagnostic, sans attendre que la fluctuation soit devenue manifeste.

Ces ouvertures servent non-seulement, selon lui, à prévenir les accidents graves d'infiltration qui peuvent survenir, même dans les cas d'abcès urineux à marche lente, mais encore à empêcher la formation d'abcès multiples qui soulèvent les téguments, s'ouvrent d'eux-mêmes à l'extérieur et déterminent la formation de tout autant de fistules urinaires (2). Une incision d'une certaine étendue et pratiquée de bonne heure est donc un des moyens les plus efficaces de prévenir la formation des fistules.

M. Voillemier insiste tout spécialement sur la profondeur qu'il est nécessaire de donner parfois à l'incision

(1) Brodie. Traduct. française, 1845, par J. Patron, p. 713.

(2) Civiale, Traité pratique sur les maladies des organes génito-urinaires, Paris, 1858, t. II, p. 419.

avant d'arriver sur l'abcès urineux; il insiste aussi sur la difficulté de reconnaître l'abcès, alors que la fissure de l'urèthre siége au niveau du scrotum; enfin il montre l'utilité d'inciser de bonne heure pour prévenir la formation d'un vaste foyer dans le scrotum, et la gangrène d'une portion de cette région.

M. Guyon partage entièrement l'opinion des chirurgiens précédents. Aussitôt qu'il a reconnu la présence d'un abcès urineux, il se hâte de l'inciser. Dans la majorité des cas, lorsque l'abcès est périnéal, il préfère l'incision médiane longue et profonde, pénétrant jusqu'au foyer de l'infiltration; dans un cas cependant que nous allons rapporter, le siége de l'abcès l'a forcé de modifier la direction et l'étendue de son incision.

Résumé. — Avec la grande majorité des auteurs actuels, nous pouvons donc répondre de la façon suivante aux deux questions que nous nous sommes posées au début :

1° Il faut inciser tous les abcès urineux ;

2° Il faut pratiquer une incision longue et profonde, pénétrant jusqu'au foyer même de l'abcès, aussitôt qu'on est certain du diagnostic et sans attendre l'existence de la fluctuation.

Pour rétablir le cours normal des urines, on applique les mêmes règles absolument que dans les cas d'infiltration urineuse; nous n'avons pas à insister. Peut-être cependant, dans le cas où l'abcès est peu volumineux, y aurait-il moins d'inconvénient à agir sur le canal immédiatement ou peu après l'incision de l'abcès.

Dans une observation d'abcès urineux du scrotum, nous allons voir cependant une intervention assez prompte sur le canal et la présence longtemps continuée de la sonde à demeure ne pas être étrangère à la formation d'une fistule périnéale.

Nous faisons suivre cette observation de deux autres dans lesquelles l'abcès urineux a succédé à un rétrécissement du méat.

Observation VII.

Rétrécissement; abcès urineux du périnée et du scrotum.

Louis, âgé de 39 ans; entré le 18 janvier 1874, salle Saint-Vincent, no 13, sorti le 22 avril.

Antécédents. — Une seule chaude-pisse à l'âge de 18 ans durant quatre mois. Chancre induré à 24 ans suivi d'accidents généraux. Deux ans après le chancre, le malade commence à uriner difficilement. M. Ricord le traite par l'uréthrotomie interne; séjour de six semaines à l'hôpital du Midi. Pendant six mois il se passe de temps à autre des bougies, puis néglige de se sonder. Le rétrécissement se reproduit peu à peu.

En juillet 1870. La dysurie est complète; il survient un phlegmon urineux du périnée pour lequel il entre au Midi chez M. Simonet. On se borne à ouvrir son abcès et on l'envoie à l'Hôtel-Dieu chez M. Maisonneuve qui pratique l'uréthrotomie interne.

Peu de temps après, fistule périnéale. Le malade ne se sonde pas. Le rétrécissement se reproduit.

En décembre 1873. Orchite à droite.

20 janvier. Un peu de fièvre; langue sèche, amaigrissement, teint jaune. Palpation hypogastrique douloureuse. Urines troubles contenant du pus. On remarque sur le côté droit du scrotum une ouverture fistuleuse en forme de cul-de-poule, à laquelle fait suite une induration se portant en arrière.

Par le toucher rectal on reconnaît que le bas-fond de la vessie pleine d'urine, fait saillie du côté du rectum, la prostate est peu développée.

Exploration du canal.—Tous les explorateurs jusqu'au n° 8 sont arrêtés au niveau de la fosse naviculaire. Avec une bougie n° 6, on franchit plusieurs rétrécissements, la bougie s'arrête plus profondément au niveau du scrotum. Une bougie no 4 franchit tous les rétrécissements. L'urèthre est moniliforme dans toute son étendue.

Le 23. Fièvre et frisson le soir.

Le 24. Un abcès s'est formé au niveau du scrotum à droite du raphé. On l'incise, il s'en écoule une assez grande quantité de pus. En introduisant le doigt dans la plaie, on voit que cette poche s'étend en arrière dans les bourses et on l'incise d'avant en arrière dans toute son étendue sur la sonde cannelée. Cette incision dépasse de beaucoup les bourses en arrière et comprend le périnée sur le côté droit du bulbe. On lie la transverse superficielle du périnée qui donne une forte hémorrhagie.

Le 26. L'urine s'écoule par la plaie, pas de fièvre.

Le 30. Une bougie n° 4 introduite par le méat, sort par l'ouverture faite avec le bistouri pour l'évacuation de l'abcès. On l'introduit dans la vessie par le bout postérieur de l'incision et on la fixe à demeure.

Le 31. Uréthrotomie interne, une sonde est fixée à demeure.

1er février. Pas de fièvre. L'urine continue à s'écouler par la plaie; on laisse la sonde à demeure.

Le 7. Pas de fièvre. L'urine continue à s'écouler par la plaie ; on laisse la sonde à demeure.

Le 11. La sonde est laissée à demeure.

Le 18. On enlève la sonde à demeure, il sort encore de l'urine par la plaie.

4 mars. Cautérisation de la plaie au nitrate d'argent.

Le 9. Sonde à demeure.

Le 13. Nouvelle cautérisation de la plaie.

Le 18. On replace une sonde à demeure du n° 16 dans la vessie.

Le 30. Il sort toujours un peu d'urine par la plaie.

6 avril. On touche la fistule avec le galvanocautère; l'urine continue à s'écouler en partie par la plaie.

Le 13. On place un siphon dans la vessie.

Le 15. Le siphon n'a pas empêché l'urine de s'écouler par la plaie.

Le 18. Le siphon est retiré, l'urine s'écoule à jet par la plaie.

Le 21. Il sort encore un peu d'urine par la plaie.

Le 22. Le malade quitte l'hôpital, urinant encore un peu par la plaie du périnée.

Observation VIII.

Chancre du méat. — Rétrécissement du méat. — Abcès urineux.

Le 2 octobre 1873, est entré à la salle Saint-Vincent, n° 12, service de M. Guyon, le nommé K..., âgé de 51 ans.

Antécédents. — Le malade a eu il y a huit mois environ un chancre volumineux du méat, traité au Midi. Ce chancre a laissé une cicatrice étendue et profonde au niveau du méat. Quelques mois après, il a commencé à uriner difficilement, puis goutte à goutte. Il entre le 2 octobre 1873 à l'hôpital Necker.

Etat actuel. — Cicatrice très-dure, occupant le méat urinaire et une portion du gland, abcès urineux au périnée, du volume d'un petit œuf de poule; cet abcès date de huit jours et a déterminé depuis trois jours de la fièvre et un frisson, le périnée est gonflé, les bourses sont un peu tuméfiées.

Le 3. On incise l'abcès sur la ligne médiane du périnée; il s'écoule du pus et de l'urine en abondance, l'abcès est assez régulièrement allongé et ne présente pas d'anfractuostés ni de prolongements sur les côtés. Quelques brides cellulaires sont déchirées avec l'index introduit dans la plaie.

Le 5. Le malade va bien, la fièvre est tombée, mais l'urine s'écoule presque en entier par la plaie.

Le 6. Le dégorgement du périnée et des bourses est presque complet; la plaie a un bel aspect.

Le 7. Incision du méat urinaire avec l'uréthrotome caché de Civiale. L'uréthrotome se brise dans la plaie, il est impossible de retrouver l'extrémité de l'instrument, qui doit être restée dans le canal; on termine l'incision du méat par un débridement au bistouri.

10. Pas de fièvre, il s'écoule moins d'urine par la plaie et plus par le méat.

15. La plaie du périnée tend à se combler.

19. On sonde le malade. Une bougie 18 pénètre dans la vessie, mais elle est serrée au niveau du méat.

21. Il ne sort plus qu'un peu d'urine par la fistule périnéale ; on continue la dilatation du méat, le n° 19 passe.

22. Exploration de la vessie avec la sonde en argent, la sonde bute contre le prostate et ne peut être introduite dans la vessie.

23. Bougie n° 20.

25. Bougie, n°s 20, 21 passent, mais sont serrés au méat.

27. Il ne sort plus une goutte d'urine par la plaie du périnée qui est entièrement fermée.

3 novembre. On dilate le méat avec des Béniqué; on va jusqu'au n° 38, puis on explore la vessie, avec la sonde en argent sans trouver de corps étranger. Pas de fièvre.

3. On passe de nouveau des bougies en gomme, le n° 20 passe facilement.

10. Numéro 21.

4 décembre. Numéro 21. Le malade demande sa sortie ; il n'urine plus au niveau du périnée, la fistule est entièrement fermée; il ne ressent aucune douleur ni au niveau du canal, ni dans la vessie.

25. Le malade revient se faire sonder, un nº 19 passe facilement.

Dans cette observation, qui nous est personnelle, l'abcès urineux a succédé à un chancre du méat. Nous allons en rapporter une deuxième, recueillie en 1870 dans le service de M. Guyon, dans laquelle on voit de nombreux abcès du périnée succéder à un rétrécissement du méat, suite de blennorrhagie, etc.

Observation IX.

Rétrécissement du méat ; abcès urineux au périnée.

D... L..., âgé de 37 ans. Entré le 17 mai 1870, salle Saint-Vincent nº 8.

Antécédents. — Cet homme a eu cinq ou six blennorrhagies, la première à l'âge de 17 ans, la dernière il y a une dizaine d'années. Il ne s'est pas aperçu qu'il avait un rétrécissement. Il a eu un premier abcès urineux il y a vingt mois, un second il y a huit mois un troisième en mars dernier, un quatrième enfin datant de trois jours, pour lequel le malade entre à l'hôpital. Tous ont été ouverts par un chirurgien, excepté le second qui s'est ouvert spontanément.

Le premier abcès a été accompagné de fièvre et d'inappétence durant quatre ou cinq jours. Les deux autres ont eu peu de retentissement sur l'état général.

Tous ont leur siége à gauche et ont été, ou se sont ouverts à gauche du raphé médian du périnée. Du l'urine a été rendue chaque fois par l'ouverture, mais en petite quantité, deux ou trois jours après l'émission, l'ouverture était fermée.

Etat actuel. — L'explorateur nº 10 passe difficilement au méat et pénètre ensuite jusque dans la vessie.

La prostate n'offre rien de particulier ; un peu plus volumineuse à droite qu'à gauche.

Il existe un abcès assez volumineux au périnée, proéminant un peu à gauche de la ligne médiane. M. Guyon fait une incision sur la ligne médiane et peut explorer avec le doigt la cavité de l'abcès, dont les limites atteignent en arrière le voisinage de l'anus, et en avant le scrotum, qui se trouve même envahi dans une petite étendue.

24 mai. L'abcès s'est dégorgé peu à peu. Uréthrotomie du méat.

29. Le dégorgement est complet, l'urine a cessé depuis quatre jours de couler par la fistule.

30. On passe une bougie n° 18 sans difficulté.

31. La bougie n° 18 est serrée.

2 juin. La bougie n° 18 passe facilement.

4. Exeat pour Vincennes. Il ne s'écoule pas une seule goutte d'urine par la fistule.

TROISIÈME PARTIE

Traitement des rétrécissements compliqués de fistules urinaires.

CHAPITRE PREMIER.

INTRODUCTION.

Les fistules urinaires qui surviennent fréquemment à la suite d'abcès urineux, ou d'infiltration d'urine compliquant les rétrécissements, siégent, dans la majorité des cas, à la région scrotale ou à la région périnéale. C'est du traitement de ces fistules que nous allons nous occuper actuellement. Nous laisserons entièrement de côté les fistules péniennes, qui, d'une part, succèdent bien plus fréquemment à un traumatisme qu'à un rétrécissement de l'urèthre, et, d'autre part, nécessitent des procédés tout spéciaux de traitement, tels que les diverses méthodes d'autoplastie proposées par Dieffenbach (1) et d'autres auteurs.

Nous limitons donc notre sujet à l'étude du traitement

(1) Dieffenbach. Mémoires sur les fistules urétrales, in Gaz. méd., 1836, p. 802.

des fistules périnéo-scrotales ; et, sans passer en revue toutes les méthodes proposées par les auteurs pour la guérison de cette infirmité, nous nous contenterons de grouper un certain nombre de cas que nous avons observés, et d'apprécier l'opportunité du traitement qui a été mis en usage.

DIVISION DU SUJET.

Les fistules urinaires, succédant à un rétrécissement, siégent d'habitude, nous l'avons dit, au niveau des régions scrotale ou périnéale. A un point de vue purement pratique, suivant leur degré de gravité et le mode de traitement qui leur convient, elles ont été divisées par les auteurs en trois groupes.

Dans un premier groupe on peut ranger les fistules simples, sans induration considérable des tissus voisins, et qui guérisssent spontanément par le fait seul qu'on a rendu au canal son calibre et ses dimensions naturelles.

Nous insisterons fort peu sur cette première classe de fistules, dont le traitement se confond avec celui qu'on aura employé contre le rétrécissement lui-même. La dilatation simple, l'uréthrotomie interne ou la divulsion sont alors les modes opératoires le plus généralement employés.

Dans un deuxième groupe de faits, le trajet déjà ancien traverse des tissus présentant un certain degré d'induration ; les ouvertures scrotales et périnéales sont plus ou moins nombreuses, et le retour de l'urèthre à ses dimensions normales ne suffit plus à amener la guérison des fistules. C'est dans ces cas qu'il convient d'adopter un mode de traitement destiné à détourner de sa voie accidentelle le cours des urines, et pour remplir cette indication, les chirurgiens ont eu recours soit à la sonde à demeure, avec ou sans siphon vésical, soit au cathétérisme répété.

Nous allons revenir sur ces divers procédés auxquels on associe souvent des applications topiques de teinture d'iode ou de caustiques sur les trajets fistuleux.

Enfin, dans un troisième groupe de faits, le périnée et les bourses sont couturés de fistules dures et anciennes qui font le désespoir du malade et des chirurgiens. La dilatation, l'uréthrotomie interne, ont déjà été pratiquées sans succès, la sonde à demeure n'a amené aucun résultat heureux ou n'a pu être tolérée. C'est alors qu'il convient d'agir plus énergiquement, et divers modes opératoires ont été proposés, variables d'ailleurs autant suivant les chirurgiens que suivant les indications qui se présentent. On a eu recours, soit à l'incision simple ou accompagnée de la cautérisation, soit à l'uréthrotomie externe, qui paraît convenir surtout dans les cas où l'induration est limitée au scrotum ou au périnée, soit enfin à l'excision des parties indurées combinée à la divulsion ou à l'uréthrotomie interne. Les deux opérations peuvent être pratiquées du même coup ou à un intervalle de temps plus ou moins éloigné, suivant la pratique que M. Voillemier a fait connaître récemment dans un travail remarquable qu'il a publié dans la *Gazette hebdomadaire* (1).

Il est évident qu'aucune limite bien tranchée ne sépare

(1) Voillemier. De l'incision d'une partie du périnée comme moyen de traiter les fistules uréthro-périnéales, in Gaz. hebd., 1874, n. 24, p. 379.

entre elles chacune de ces trois classes. Dans bon nombre de cas, ce n'est qu'après avoir épuisé les méthodes de douceur, qu'on a recours à l'excision ou à l'uréthrotomie externe; souvent aussi des fistules peuvent, par suite de la négligence des malades, acquérir une gravité qu'elles n'avaient pas au début. Nous verrons, cependant, que parfois l'affection qui nous occupe se présente d'emblée avec des caractères spéciaux assez sérieux pour nécessiter immédiatement une intervention énergique.

Traitement prophylactique. — Avant de passer au traitement véritable des trois classes de fistules urinaires que nous venons d'énumérer, qu'il nous soit permis de mentionner leur traitement prophylactique, tel que M. Bruneau l'a défini dans sa thèse (1).

Ce n'est, en somme, que l'ensemble des moyens sur lesquels nous avons insisté dans la deuxième partie de ce travail, moyens dirigés contre l'abcès urineux et l'infiltration d'urine. Il est bien évident que, si ces complications sont traitées à temps et d'une façon convenable, le nombre des fistules en sera du même coup considérablement diminué.

Cela dit, hâtons-nous d'arriver à l'étude de notre première classe de faits.

(1) J. H. Bruneau. Thèse 1855. Des fistules urinaires uréthrales chez l'homme.

CHAPITRE II.

PRÉMIER GROUPE.

Des fistules urinaires guérissant par simple rétablissement du calibre du canal.

« Il est d'observation journalière qu'un certain nombre de fistules urinaires guérissent spontanément quand la cause qui leur a donné naissance a été détruite. »

Nous avons vu fréquemment (1) vérifiée la justesse de ces paroles de notre regretté maître M. Cocteau.

M. Thompson, qui divise les fistules, à peu près comme nous venons de le faire, en fistules simples, fistules compliquées d'induration, et fistules avec perte de substance, reconnaît que la dilatation du canal suffit dans la majorité des cas pour faire disparaître les premières et parfois les secondes (2). Il insiste surtout sur ce fait que : dans les cas simples, toute intervention sur les fistules est inutile, que moins on fera, mieux cela viendra, et que, si l'on peut passer constamment les n°s 17 à 21 de la filière française, leur guérison est assurée.

Civiale insiste beaucoup sur le même point. On n'a pas reconnu, dit-il, que la première condition du succès est de rétablir dans son état normal la partie de l'urèthre située en avant du trajet fistuleux, ou qui en avoisine l'orifice interne, et plus loin :

(1) Cocteau. Des fistules uréthrales chez l'homme, 1869. Thèse d'agrégation.

(2) Thompson, Traité pratique des maladies des voies urinaires, Trad., Paris, 1874, p. 277.

« Il suffit, en général, de rétablir le diamètre et la souplesse de l'urèthre, et de faire cesser l'état d'irritation excessive du canal par l'emploi de traitements appropriés pour que la fistule se ferme. Plus d'une fois, ce résultat a été obtenu avec une facilité et une promptitude qui dépassaient mon espoir, avant que l'expérience m'eût éclairé à cet égard » (1), etc.

Ainsi, presque tous les chirurgiens s'accordent sur ce point que, dans le traitement des fistules urinaires, surtout dans les cas simples, il faut avant tout rétablir le calibre du canal.

De quelle façon peut-on arriver à ce but? C'est par les moyens ordinaires, sur lesquels nous n'avons pas à insister longtemps ici, c'est-à-dire par la dilatation, la divulsion ou l'uréthrotomie interne.

Nous laissons de côté la divulsion qui semble avoir donné de bons résultats, mais que nous n'avons jamais vu employer en pareil cas, et nous allons rechercher dans quels cas il convient d'employer la dilatation, et dans quel cas l'uréthrotomie interne est préférable.

Certains cas de rétrécissement de l'urèthre, compliqués de fistules urinaires, ont guéri par le fait seul de la dilatation progressive. Les auteurs, cependant, n'en citent qu'un petit nombre d'exemples, et, pour notre compte, jamais, soit dans nos observations personnelles, soit dans celles que nous avons recueillies à Necker, nous n'avons trouvé de fistules urinaires guéries à la suite de dilatation pure et simple.

Le plus souvent, il est nécessaire de faire suivre la dilatation de la sonde à demeure ou des caustiques.

(1) Civiale, Traité pratique, t. II, p. 449.

Dans quelques cas aussi, comme le fait remarquer Civiale, la dureté, la longueur, la rigidité des points rétrécis, l'ont obligé de recourir à d'autres moyens, et surtout à l'uréthrotomie interne.

« Aujourd'hui c'est spécialement par l'emploi de l'uréthrotomie interne qu'on peut attaquer, avec avantage, divers états morbides des parois uréthrales qui ont produit et qui entretiennent la fistule urinaire, et qui rendent l'action des bougies insuffisante. J'ai employé cette méthode dans plusieurs circonstances graves, et les résultats favorables, que j'ai obtenus sont d'autant plus décisifs, qu'avant de recourir à l'instrument tranchant, j'avais essayé inutilement la dilatation sous toutes ses formes. »

Après avoir donné un exemple de l'efficacité de l'uréthrotomie interne, Civiale dit, « qu'en procédant de la sorte, il est parvenu à rendre inutile, dans *presque tous les cas*, la série d'opérations, telles que l'incision et l'excision des trajets fistuleux, conseillée dans les traités de chirurgie (1). » Sans aller tout à fait aussi loin que Civiale, et, tout en admettant que, dans bon nombre de fistules anciennes, avec induration du canal, l'uréthrotomie interne ne suffit pas pour amener la guérison, nous ne partageons pas l'opinion émise par notre excellent collègue et ami, le Dr Gripat, dans sa thèse (2).

Il regarde l'uréthrotomie interne comme une opération de nécessité, et non de choix, qui, dans la *cure* des trajets fistuleux, « ne répond qu'à quelques-unes des indications, ajoute temporairement à l'état du malade quel-

(1) Civiale. Loc. cit., t. II, p. 449.

(2) Gripat. Thèse 1873. Sur le siphon vésical dans le traitement des fistules urinaires, pp. 26 et 27.

ques chances nouvelles d'accidents, n'abrège point la durée du traitement, n'est jamais suffisante, à elle seule, et pas toujours utile. »

Bien au contraire, nous avons vu, plusieurs fois, l'uréthrotomie interne être suivie d'excellents résultats ; elle sera pratiquée, comme d'ordinaire, par le procédé de Maisonneuve, en laissant la sonde à demeure pendant vingt-quatre heures, et en continuant le traitement, au bout de quinze jours, par la dilatation. Ce mode de faire sera particulièrement applicable aux cas où l'urèthre dur et rigide se prête mal à la dilatation, et, d'une façon générale, lorsque les fistules sont en petit nombre et les indurations peu considérables.

M. Reverdin a étudié, dans sa thèse, le même sujet, au chapitre des indications de l'uréthrotomie interne, et nous arrivons à la même conclusion que lui, lorsqu'il écrit (p. 90) :

« L'uréthrotomie interne peut-elle guérir les fistules périnéales ? A cette question, nous pouvons répondre : oui. » Et plus loin : « Pour guérir les fistules périnéales et scrotales, il faut d'abord rendre à l'urèthre son calibre, et l'on obtient ce résultat par l'uréthrotomie interne quand d'autres moyens ont échoué. »

Il est vrai de dire que les deux observations, citées par l'auteur à l'appui de cette thèse, ne nous paraissent pas des plus concluantes, attendu que la section de l'urèthre, à elle seule, n'a pas suffi à amener la guérison des fistules, et qu'on a dû y joindre, dans un cas, des applications de caustique, et dans l'autre, la sonde à demeure. Mais, depuis lors, nous avons recueilli deux observations dans lesquelles aucun de ces moyens adjuvants n'a été employé, qui n'en ont pas moins été des exemples de guérison complète. Ce sont les observations 2 et 16 rapportées dans la *première partie de ce travail.* Nous y joignons la relation du fait suivant, telle qu'elle a été recueillie, il y a deux ans, dans le service de M. Guyon, à Necker.

Observation I.

Rétrécissement de l'urèthre ; fistule urinaire scrotale double ; uréthrotomie interne.

N... (Adolphe), entré le 20 juillet 1871, salle Saint-Vincent, n° 16.

Antécédents. — Une seule chaudepisse il y a 26 ans. Le malade a commencé à souffrir il y a dix-huit mois. A la fin de la miction, le malade ressentit des douleurs à la région périnéale. Il eut un abcès périnéal qui fut opéré à peu près à la même époque. Deux mois avant cet abcès, le malade urinait déjà moins bien qu'autrefois.

État actuel. — Le malade porte une fistule urinaire sur le côté gauche du scrotum. Elle donne écoulement à un peu d'urine. Le cathétérisme est pratiqué. Le n° 19 ne passe pas au méat. Le n° 16 est arrêté à la racine de la verge. Le n° 13 est arrêté un peu plus loin. Le n° 11 s'arrête au même point. Le n° 8 franchit un ou deux rétrécissements, mais ne pénètre guère qu'à 2 centimètres plus loin. Le n° 6 arrive jusqu'au col de la vessie. Le palper fait constater un épaississement considérable de la région périnéale.

25. Depuis trois jours, on lui laisse tous les jours le n° 6 à demeure pendant une heure.

28. Le toucher rectal est pratiqué. On trouve la prostate très-dure à gauche, l'induration se dirige vers la branche ischio-pubienne. Sulfate de quinine, 0 gr. 20.

29. L'uréthrotomie interne est pratiquée avec la lame n° 23. Le rétrécissement est très-dur à inciser en allant et en venant. On place à demeure une sonde n° 17. Il s'écoule une petite quantité de sang. Trois prises de sulfate de quinine de 0 gr. 20.

31. Le malade urine bien. On laisse la sonde à demeure.

1er août. Le malade n'éprouve plus de douleurs. On enlève la sonde.

Les 5 et 8. Le malade va bien.

11. La miction est normale. Le scrotum est volumineux.

12. Le n° 16 passe très-facilement. Les fistules sont entièrement cicatrisées.

15. Le n° 16 passe très-facilement.
19. Le cathétérisme pratiqué avec les n° 16 et 17 se fait aisément.
28. On passe le n° 18.
7 septembre. Le malade va très-bien. Il urine avec facilité.
18. On arrive à faire passer le n° 20.
22. Le malade est guéri. Il sort le 26 septembre 1871.

Appuyé sur ces observations et sur celles qui ont été publiées par d'autres auteurs, MM. Dubuc et Gaujot, par exemple, nous pouvons conclure que, dans un certain nombre de cas de rétrécissements, compliqués de fistules ordinaires, la dilatation, et plus fréquemment l'uréthrotomie interne, ont *suffi pour amener la guérison des fistules.*

CHAPITRE III.

DEUXIÈME GROUPE.

Des cas où il faut détourner le cours des urines pour arriver à la cicatrisation des fistules.

Dans un deuxième groupe de faits, il est nécessaire, avons-nous dit, de détourner le cours des urines pour arriver à la cicatrisation des fistules. La sonde à demeure et le cathétérisme répété ont été employés pour atteindre ce but, en commençant par la sonde à demeure.

1° *Sonde à demeure.* — Le traitement des fistules urinaires par la sonde à demeure est en usage depuis fort longtemps, et déjà Desault, en 1792, faisait l'éloge de ce mode opératoire. « Pour arriver à une guérison radicale, dit-il, il faudra toujours en revenir aux sondes introduites dans l'urèthre pour détruire l'obstacle, cause première de ces fistules. La présence continuelle de cet instrument dans le canal est plus puissante et plus efficace que les *fondants* les plus accrédités. »

Amussat, dans ses leçons sur les rétentions d'urine, disait : « La seule indication à remplir, dans le traitement des fistules urinaires, c'est d'empêcher que l'urine ne s'écoule par le trajet fistuleux, et le moyen le plus rationnel et le plus constamment suivi de succès, pour arriver à ce but, est l'usage méthodique des sondes (2) ». Il continue, quelque temps encore après que les fistules paraissent cicatrisées, l'usage de ces instruments. Cependant il ne méconnaît pas que, dans un certain nombre de cas, il est nécessaire de dilater le canal *avant de pouvoir se servir de sonde*, et que ce traitement, si efficace dans certaines circonstances, peut dans d'autres, au contraire, présenter de grandes difficultés.

Boyer (3), à la même époque, avait aussi insisté sur les avantages de la sonde à demeure, préférable aux bougies, selon lui, pour dilater le canal et rétablir le cours naturel de l'urine. Dans certains cas, cependant, il reconnaît qu'une légère quantité d'urine, passant entre l'instrument et les parois de l'urèthre, suffit, en s'introduisant dans la fistule, pour l'entretenir. Il recommande alors de tenir la sonde constamment débouchée. « Si, malgré cela, dit-il, l'urine continue à couler entre la sonde et les parois de l'urèthre, il faut cesser l'usage de la sonde et la remplacer par une grosse bougie que le malade retirera chaque fois qu'il voudra uriner. » Il

(1) Desault. Journal de chirurgie, t. III, p. 223.

(2) Amussat. Leçons sur les rétentions d'urines, publiées par A. Petit, 1832.

(3) Boyer. Maladies chirurgicales, t. IX, p. 276.

parle de plusieurs malades atteints, depuis longtemps, de fistules inguérissables, par tout autre moyen, et qu'il parvint à guérir en les sondant avec une sonde conique. « Parmi ces malades, il y en avait trois chez lesquels la maladie existait depuis plus de dix ans, le périnée et le scrotum formaient une masse informe, percée de dix à douze ouvertures fistuleuses par lesquelles l'urine sortait en arrosoir lorsqu'ils urinaient, ce qui les obligeait à porter des cotillons, pour ne pas inonder d'urine leurs vêtements. »

Bérard, après lui, insiste aussi sur le même point. Il faut, pour guérir les fistules du périnée et du scrotum, empêcher le liquide urinaire d'y passer et le forcer à sortir par les voies naturelles. Ce but, une fois rempli, il est rare que la maladie persiste, et on le conçoit, puisque le passage de l'urine est la cause qui la produit et l'entretient (1).

Après avoir indiqué les divers procédés destinés à obtenir ce résultat, il conclut « qu'il est préférable de combattre à la fois et le rétrécissement et la fistule urinaire, et de ne pas se laisser arrêter par les inconvénients de la sonde à demeure, qui remplit bien ces deux indications. « Ce n'est que lorsqu'on est parvenu à introduire facilement une grosse sonde, qu'il conseille d'en venir au simple cathétérisme, si la fistule n'est pas grave.

Bérard reconnaît cependant que, dans certains cas, la sonde à demeure peut irriter les bords de la perforation et nuire à la cicatrisation, et que, lorsque la dilatation est insuffisante, il est bon d'abandonner les choses à la

(1) Bérard. Dict. de méd. en XXX vol., Paris 1846, t. XXX, p. 129.

nature et de permettre au malade d'uriner seul. Plusieurs fois il a vu, dans ces conditions, la guérison avoir lieu peu de jours après qu'il eut retiré la sonde.

Ces chirurgiens nous semblent avoir bien résumé les avantages et les inconvénients de la sonde à demeure ; peut-être, cependant, n'ont-ils pas assez insisté sur la cystite, l'uréthrite, et même la perforation de la vessie, que peut parfois déterminer l'emploi de ce mode opératoire.

Civiale est un des premiers auteurs qui aient signalé ces accidents ; aussi, réserve-t-il l'usage de la sonde à demeure pour un petit nombre de cas.

« Les sondes à demeure, dit-il, qu'à une époque peu éloignée de la nôtre, on considérait à tort, comme une nécessité, que chaque malade devait subir, peuvent devenir utiles dans quelques circonstances rares, soit pour faciliter l'action des bougies, lorsque l'uréthrotomie se trouve contre-indiquée, soit surtout pour détourner momentanément l'urine du trajet fistuleux ; mais, à l'exception de certains sujets dont l'urèthre supporte admirablement la présence de ces instruments, il faut surveiller attentivement ce qui se passe dans le canal. Durant les premiers jours, le malade ne souffre pas ; l'urine sort par la sonde, les fistules paraissent se tarir, la phlegmasie diminue, l'état local et général s'améliore ; mais, tout à coup, et sans cause appréciable, se manifeste une sensation sourde et vague de malaise ; l'urèthre devient sensible ; la sonde produit de la douleur et cesse de livrer passage à la totalité de l'urine ; si on ne se hâte de l'enlever, la position du malade empire (1). »

(1) Civiale, Traité pratique, T. II, p. 449.

M. Thompson partage la même opinion. « Si la sonde est peu volumineuse, dit-il, au bout de vingt-quatre ou trente-six heures, l'urine s'écoule entre elle et le canal; si, au contraire, elle est volumineuse, elle détermine des ulcérations du canal pouvant amener la formation de nouvelles fistules. Aussitôt, ajoute-t-il, qu'il y a, entre la sonde et les parois, le plus petit espace vide, l'urine commence à s'écouler pour obéir à la loi de la capillarité. » Aussi, cet auteur rejette-t-il, comme impropre au traitement de la fistule (sauf par la dilatation qu'elle produit), l'emploi de la sonde à demeure, et la réserve pour un petit nombre de cas exceptionnels (1).

M. Voillemier, dans un travail récent, insiste beaucoup sur le même fait et sur les dangers de la sonde à demeure, pouvant déterminer, par sa présence, dans la vessie, des accidents sérieux. « Mais, comme d'autre part, dit-il, cette pratique est indispensable, on ne saurait prendre trop de soin pour en atténuer les inconvénients; » il recommande de débuter par un instrument de moyen calibre laissé une ou deux heures par jour, dans la vessie, pour habituer la muqueuse vésicale à son contact, puis de prolonger peu à peu son séjour dans la vessie, suivant la tolérance de cet organe. En se pressant trop, on risquerait de déterminer une cystite qui forcerait à retirer la sonde, et souvent on resterait longtemps avant de pouvoir recommencer le traitement » (2).

Plus loin, M. Voillemier signale d'autres inconvénients de la sonde qui ne fonctionne pas toujours régulière-

(1) Thompson, Traité pratique des maladies des voies urinaires, trad., Paris, 1874, p. 279.

(2) Voillemier. Excision. etc., Gazette hebd., p. 379.

ment, qui peut laisser écouler l'urine entre elle et les parois du canal, et dont les yeux peuvent se boucher par des caillots de sang ou des flocons de mucus, etc. Si on laisse la sonde fermée, il peut arriver que le malade soit pris d'envies si impérieuses d'uriner, qu'il n'ait pas le temps d'enlever le *fosset* ; dans ce cas, l'urine s'engage par les fistules. Si, au contraire, on laisse la sonde ouverte, la vessie est vide; elle est irritée par la sonde, sur le bec de laquelle elle se contracte avec force, et risque de s'ulcérer et de se gangréner et même de se perforer (1). Ces accidents, dit en terminant M. Voillemier, que J.-L. Petit avait déjà notés, ne sont pas très-rares, et M. Mercier a insisté, avec raison, sur leur gravité. »

Nous partageons complètement l'opinion de ce chirurgien; nous croyons la sonde à demeure capable de déterminer des accidents, mais, comme le fait très-bien remarquer M. Gripat dans sa thèse, ils surviennent surtout chez des malades vieux et cachectiques. Aussi, sans vouloir insister plus longuement sur ce sujet, nous concluons en disant : que la sonde à demeure employée seule ou concuremment avec la cautérisation et même l'incision des fistules, ou encore à la suite de l'uréthrotomie interne, peut être d'une grande utilité si elle est surveillée avec un soin extrême. Il faut entr'autres précautions choisir un instrument le moins rigide possible, terminé par une extrémité mousse, et surtout ne pas l'enfoncer trop profondément dans la vessie, mais le fixer de façon à ce que son bec pénètre jusqu'au col vésical, quitte à l'enfoncer un peu lorsqu'on veut faire uriner le malade. Bien souvent, nous avons entendu M. Guyon insister sur ces détails importants au lit du malade.

(1) Voillemier. Loc. cit., p. 380.

Nous ne faisons que signaler l'emploi du *siphon vésical*, qui a donné de bons résultats entre les mains de M. Panas, et amené des guérisons très-rapides; nous renvoyons pour ce sujet à la thèse de M. Gripat, qui donne plusieurs observations concluantes en faveur de ce moyen, lequel permet de n'employer que des sondes d'un petit calibre, moins exposées que les autres à léser la vessie ou le canal.

2° *Cathétérisme répété.* — Avant de terminer ce qui a trait à ce deuxième groupe de cas, disons quelques mots *du cathéterisme répeté chaque fois que le malade a envie d'uriner.* Mentionné déjà par Bérard, qui recommande de l'employer, surtout dans les cas où la dilatation du canal est considérable, ce mode opératoire a été préconisé surtout par MM. Ducamp, Thompson et M. Voillemier. Depuis longtemps, il est en usage en Angleterre, quoique M. Benj. Brodie, dans ses leçons sur les maladies des organes génito-urinaires, en ait plutôt déconseillé l'emploi, qui, suivant lui, présente, de même que la sonde à demeure, l'inconvénient d'irriter le canal, sans empêcher le contact de l'urine avec la fistule (1). M. Thompson, après avoir insisté sur les dangers de la sonde à demeure, recommande le cathétérisme répété. « En général, dit-il, il vaut mieux extraire artificiellement toute l'urine du malade, en passant une sonde trois ou quatre fois par jour, que de laisser séjourner l'instrument dans la vessie, où il est une source constante d'irritation. D'après ce principe, dans presque tous les cas de fistules qui restent béantes, malgré la dilatation complète de l'urèthre, j'ai pris main-

(1) B. Brodie. Lectures on diseases of the urinary organs. Traduction par J. Patron, 1845.

tenant l'habitude d'apprendre au malade à passer lui-même la sonde ; ce qu'il fait chaque fois qu'il a besoin d'uriner, nuit et jour, pendant plusieurs semaines. Le succès de cette pratique a été remarquable, à tel point que, à l'heure qu'il est, il est bien rare que j'adopte une autre méthode. En quelques leçons on apprend facilement à un malade à se rendre maître d'une sonde anglaise de gomme élastique, la meilleure dans ces circonstances; si l'on a soin de lui faire promettre que jamais il n'essaiera d'uriner volontairement, au bout de peu de jours, il éprouvera une grande amélioration dans l'état de sa fistule. On l'avertit de toujours employer sa sonde immédiatement avant d'aller à la selle, de façon à empêcher autant que possible l'urine de passer en même temps dans le canal. Il est rare que notre but n'ait pas été atteint au bout d'un mois; mais il sera bon de continer pendant une ou deux semaines après la guérison apparente de la fistule, » etc. (1).

Dans ses leçons cliniques, M. Thompson ajoute qu'il a appliqué cette méthode sans difficulté, à trois malades qui se trouvaient alors dans son service, et chez lesquels dix ou quinze ans auparavant il aurait employé les caustiques. Le succès a été complet, et chacun de ses malades a le périnée parfaitement guéri et ne se sert plus de la sonde (2).

M. Voillemier recommande aussi l'usage du cathétérisme répété chaque fois que le malade a besoin d'uriner, dans certains cas où la sonde à demeure ne peut amener la cicatrisation des fistules, malgré la dilatation complète

(1) Thompson, Traité pratique des maladies des voies urinaires, Paris, 1874, p. 279.

(2) Leçons cliniques. Trad., leçon V; p XCIV, édit. J.-B. Baillière.

du canal (3). Sans vouloir faire, comme M. Thompson, du cathétérisme répété une méthode générale de traitement, nous pensons qu'il est préférable à la sonde à demeure dans un grand nombre de cas, surtout lorsque l'on a affaire à des malades intelligents et adroits. M. Guyon, dans ces dernières années, a plusieurs fois eu l'occasion de vérifier l'efficacité de cette méthode, et nous allons donner une observation qui semble militer en sa faveur.

En résumé, nous pensons que, dans un bon nombre de cas, alors que l'introduction de la sonde n'est pas trop difficile, et que le canal est suffisamment dilaté, on parvient à faire cicatriser les fistules en détournant le cours des urines, soit au moyen de la sonde à demeure avec ou sans siphon vésical, soit au moyen du cathétérisme fréquemment répété. Nous allons donner trois observations dans lesquelles la sonde à demeure semble avoir joué le principal rôle dans la cicatrisation des fistules, quoique ce mode opératoire ait été combiné avec la cautérisation ou même l'uréthrotomie interne comme dans l'observation n° 2.

La première de ces observations, que nous empruntons à la thèse de M. Reverdin (obs. 3, p. 101), en la résumant, est intéressante, parce que le malade qui en fait le sujet, infirmier à la salle Saint-Vincent, a vu pendant quatre ans persister la guérison de ses fistules, et est mort récemment de tuberculose aiguë sans qu'aucune d'elles se soit rouverte.

(1) Voillemier. Traité pratique des mal. des voies urinaires, Paris 1868, t. I, p. 430.

Observation II.

Rétrécissement; fistules périnéales et scrotales; cystite; uréthrotom interne; sonde à demeure: guérison.

B. C..., âgé de 53 ans, entré le 26 mai 1869 à l'hôpital Necker service de M. Guyon, salle Saint-Vincent, n° 15.

Antécédents. — Deux chaudepisses, la première à 14 ans, la deuxième à 18 ans. Retention d'urine à l'âge de 27 ans, plusieurs autres depuis ce temps-là. En 1860, infiltration urineuse, incisions multiples; à partir de cette époque, fistules au périnée. Le malade subit plusieurs fois l'uréthrotomie par le procédé Civiale en 1865, en 1866 et en 1867, mais sans que ce traitement détermine la cicatrisation des fistules.

Il rentre à l'hôpital en 1869, porteur de quatre orifices fistuleux. La dilatation, entravée par une cystite hémorrhagique assez intense, ne peut être continuée.

Uréthrotomie interne (21 juin 1869). — La sonde est laissée deux jours à demeure.

Le 4. Il ne sort pas d'urine par les fistules.

5. On replace une sonde à demeure.

7. La sonde a été laissée, il s'écoule du pus par les fistules, mais pas d'urine, il a de l'uréthrite.

12. Les bourses sont déjà plus souples et indolores, la fistule supérieure s'est fermée, l'autre ne laisse pas écouler d'urine; on la touche avec de la teinture d'iode.

14. On change la sonde à demeure; il y a un écoulement purulent abondant par le canal et par les fistules; on place une sonde en caoutchouc vulcanisé, teinture d'iode dans la fistule.

15. La sonde s'est bouchée, et l'urine s'est mise aussitôt à couler par les fistules; on introduit un n° 20 à bout coupé sur conducteur.

18. Cautérisation des trajets fistuleux avec un fil de platine rougi par la pile; écoulement sanguin assez abondant, douleurs vives; les urines deviennent sanguinolentes pendant quelque temps.

22. Une des fistules laisse encore écouler quelques gouttes d'urine.

1er juillet. On change la sonde, et pour en introduire une autre, on est obligé de se servir du conducteur; on fait saigner le canal. Dans la journée, la sonde se bouche, et l'urine s'écoule aussitôt par les fistules.

7. Les fistules se rétractent de plus en plus.

10. Cautérisation avec fil de platine rougi; la fistule périnéale est fermée, la fistule scrotale est seule cautérisée, douleur vive.

12. Les urines sont devenues claires, on change la sonde. Pendant la fin du mois et le commencement d'août, on change plusieurs fois la sonde, et l'on fait journellement des injections de teinture d'iode dans le trajet fistuleux. Ce traitement est continué pendant le mois d'août ; les fistules ne laissent pas couler d'urine, mais le malade sent très-bien que la teinture d'iode arrive encore dans l'urèthre ; ces changements de sonde se font maintenant avec la plus grande facilité.

4 octobre. Les fistules paraissent toutes fermées, et leur orifice où l'on ne peut rien introduire, se rétracte de plus en plus; on a cessé les injections d'iode le 20 octobre.

11. On enlève la sonde à demeure. Le malade urine peu à la fois et goutte à goutte.

12. L'urèthre est le siége d'un écoulement d'urine abondant; il ne s'écoule rien par la fistule, le malade prend le service d'infirmier dans la salle.

16. Le malade commence à uriner un peu mieux, il ressent ordinairement un peu de douleur au moment où l'urine passe au niveau des fistules; il ne s'écoule rien par leurs orifices, qui restent bien fermées.

22. Une des fistules s'est ouverte il y a deux jours et a laissé passer quelques gouttes d'urine, mais depuis lors elle est fermée ; elle est maintenant parfaitement sèche, la miction reste un peu difficile.

Dans le courant de novembre, la miction devient de plus en plus facile ; les fistules restent fermées, les cicatrices se rétractent.

7 janvier 1870. L'explorateur 20 passe très-facilement. Le malade urine bien, les fistules restent fermées, les urines sont claires ; quelquefois la miction est un peu pénible et un peu fréquente, mais non douloureuse, la santé générale est bonne, les forces sont revenues, et le malade fait son service sans difficulté.

1er juillet 1870. M. Guyon explore le canal ; l'explorateur 20 arrive dans la vessie. Etat local bon, la guérison persiste. On continue à explorer le malade tous les six mois. En 1873, la guérison ne s'est pas démentie un seul instant, le malade urine facilement, les urines sont claires, les fistules sont entièrement cicatrisées. Le malade meurt au mois d'août de tuberculose aiguë, sans avoir présenté aucun nouveau trouble du côté de la miction.

Observation III.

Rétrécissements multiples de l'urèthre; fistules périnéales et scrotales; sonde à demeure.

R. R., âgé de 64 ans, entré le 14 janvier 1869, salle Saint-Vincent, à Necker, sorti le 21 juin.

Antécédents.—Mal connus.

Blennorrhagies anciennes et nombreuses. Fistules urinaires datant de plusieurs années.

14 janvier. *Etat actuel.*— Les urines s'écoulent par la verge et par les fistules, le malade urine plus fréquemment la nuit que le jour. L'urine est acide, dépôt abondant de muco-pus. La vessie n'est pas distendue, mais elle est douloureuse à la pression.

Du côté gauche, matité rénale un peu plus étendue et douleur à la pression profonde. La verge est déformée et porte des traces évidentes de perte de substance. Les bourses sont déformées et leurs parois épaissies. Au périnée il existe des cicatrices sans ouverture fistuleuse apparente. Ces cicatrices siégent sur le côté gauche qui est épaissi et induré. Il existe une ouverture fistuleuse à la racine des bourses et à gauche; on peut introduire assez profondément dans cette fistule un stylet qui s'avance sous les cicatrices du périnée et vient faire saillie à la peau.

Explorat. du canal.— Premier rétrécissement dans la région pénienne à 6 centimètres du méat laissant passer l'explorateur 17. Cet explorateur est arrêté au bulbe. Le numéro 10 franchit un premier rétrécissement bulbaire, mais s'arrête immédiatement devant un second placé à très-peu de distance en arrière de lui. L'explorateur s'arrête au même point.

Une bougie fine ne pénètre pas dans la vessie. On place une bougie de cire. Le malade n'a pas de fièvre, mais il a considérablement maigri, son teint est devenu jaune.

On reconnaît, par l'examen combiné par la sonde et le rectum, qu'il existe une fausse route en avant de la prostate, et que le doigt est séparé des instruments explorateurs par une épaisseur peu considérable de tissus.

25. On croit avoir pénétré avec une bougie dans la vessie. Elle était repliée et n'a pas pénétré.

27. Une bougie fine recourbée s'engage.

1er février. Elle pénètre dans la vessie.

2. Au moment où l'on retire la bougie, le malade urine par jet.

18. On pénètre facilement avec une bougie dans la vessie, mais le malade n'a pas d'appétit, il maigrit et urine autant par les fistules que par le canal.

9 mai. Etat général meilleur. On pénètre difficilement dans la vessie.

17. Le malade a uriné beaucoup de sang.

5 avril. On pénètre dans la vessie avec une sonde à bout coupé du numéro 13 passée sur un mandrin fortement recourbé.

7. La malade urine à la fois par la sonde et les fistules.

10. Sonde n° 14. Presque toute l'urine sort par la sonde. Le scrotum est moins dur, les fistules moins douloureuses.

13. Une sonde n° 16 pénètre dans la vessie.

14. Le malade urine moins fréquemment et presque en entier par la sonde.

17. On passe le n° 17, qui reste quelques jours à demeure.

24. On passe le n° 18 à demeure jusqu'au 26; les bourses ont beaucoup diminué de volume.

27. On passe le n° 20, à demeure, il ne sort presque pas d'urine par les fistules.

5 mai. Quand le malade retire sa sonde, il ne peut plus uriner par le canal, on replace un n° 20.

8. Cautérisation des fistules avec la teinture d'iode, le canal saigne facilement.

12. La sonde retirée, l'urine s'écoule encore en bonne partie par les fistules.

14. Cautérisation des fistules au fer rouge.

25. Nouvelle cautérisation au fer rouge.

4 juin. Cautérisation avec un stylet porté au rouge et un cautère à boule olivaire.

14 Le malade supporte bien la présence de la sonde à demeure, son canal saigne moins facilement.

15. Gonflement considérable des bourses; cependant la sonde marche bien.

18. On retire la sonde à demeure, il ne sort plus que très-peu d'urine par les fistules.

21. Le malade est obligé de quitter l'hôpital, il n'urine plus que fort peu par les fistules. Le périnée, les bourses, sont dégonflées.

2 août. La fistule est entièrement *cicatrisée*, et depuis un mois ne donne passage ni à de l'urine ni à du pus; le malade se sonde tous les quatre jours et urine facilement.

A la suite de ces deux observations, nous en donnons une troisième, dans laquelle la cicatrisation des fistules n'a pas été définitive. Le malade, adonné à l'ivrognerie, et fort négligent de sa personne, n'ayant pas eu soin de continuer à se passer une bougie de temps à autre dans le canal, la fistule s'est rouverte au bout de dix-huit mois et a persisté longtemps, malgré un nouveau traitement par l'uréthrotomie, la sonde à demeure et les cautérisations.

Observation IV.

Rétrécissement et fistules urinaires; sonde à demeure; guérison.

Le nommé A..., âgé de 53 ans, homme de peine, entré le 12 octobre 1869 à l'hôpital Necker, salle Saint-Vincent, 8, sorti le 11 avril 1870.

Antécédents. — Voici les renseignements très-incohérents donnés par le malade. En 1844, étant soldat, et n'ayant jamais eu la chaudepisse, le malade tombe sur un tas de chaux vive ; à la suite de cet accident rétention d'urine complète. Entré le soir même à l'hôpital militaire de Philippeville, on essaie de le sonder, mais inutilement; on n'aboutit qu'à faire saigner le canal quoiqu'on ne se servît que de sondes molles. Le lendemain le chirurgien le sonda facilement avec une sonde d'argent, et deux jours après il sortait de l'hôpital, urinant très-facilement; de retour en France il s'aperçoit que son jet diminue et qu'il urine plus souvent qu'auparavant.

Deux ans plus tard écoulement blennorrhagique qui ne dura que peu de temps et fut traité par des injections.

Jusqu'il y a 4 ans le malade urine assez facilement, à cette époque il se forme à la partie postérieure des bourses, sur le côté droit du périnée, une petite tumeur qui s'ouvrit spontanément, et laissa écouler de l'urine au moment de la miction. Le malade entre alors à la Pitié dans le service de M. Voillemier, qui le traita par la dilatation ; au bout d'un mois le malade sort de l'hôpital, urinant bien. Sa fistule était entièrement fermée.

Il néglige depuis lors de se sonder; la fistule se rouvre, et il s'en forme une seconde sur le côté gauche du périnée à la racine des bourses.

Il entre alors à la Charité dans le service de M. Gosselin, puis au Midi avec une tuméfaction siégeant au niveau de la fesse droite; on l'incise, et l'urine s'écoule par l'ouverture qui reste fistuleuse.

Depuis lors les fistules restent ouvertes et donnent de temps à autre passage à l'urine.

En 1868, il entre une première fois à Necker; M. Guyon dilate le canal et cautérise les fistules à la teinture d'iode, mais sans grand succès.

Etat actuel. — Le malade est fort bien musclé. Santé générale bonne. Reins non douloureux à la pression. Vessie contenant environ 150 grammes d'urine ammoniacale, quoique le malade ait uriné une heure avant le cathétérisme. L'urine est alcaline; laissée dans un verre, elle contient un précipité muqueux abondant.

On constate l'existence de quatre orifices fistuleux, l'un siége sur la fesse droite à deux travers de doigt en dehors de l'anus, il ne laisse plus passer d'urine, à ce que dit le malade, mais la pression en fait sortir une goutte de pus. Un stylet introduit remonte obliquement d'arrière en avant, et on sent son extrémité à droite de la racine des bourses, sous une couche assez épaisse de tissus. Les trois autres orifices fistuleux siégent à la partie postérieure du scrotum, celui de gauche laisse pénétrer un stylet qui se dirige obliquement à droite et en arrière et rencontre le stylet fessier. Les deux autres orifices fistuleux, très-voisins l'un de l'autre, siégent à droite du scrotum, l'un d'eux ne laisse pas pénétrer de stylet dans son intérieur, mais on peut en introduire un dans le quatrième orifice, et l'instrument rencontre le stylet de gauche et le stylet fessier. Tous ces orifices sont petits, étroits et situés sur un petit bourrelet charnu.

Au niveau de ces orifices on sent, à la palpation, des tissus indurés qui entourent le canal; le toucher rectal permet de constater que cette induration se prolonge jusqu'à la prostate et forme une plaque indurée en avant du rectum. La prostate elle-même est normale.

Exploration du canal. — L'explorateur 21 est arrêté en arrière des orifices fistuleux dans la portion périnéale de l'urèthre, mais, avant d'arriver en ce point, on sent deux ou trois ressauts, le canal saigne facilement.

13. Bain. Sulfate de quinine, 0 gr. 30 chaque matin.

14. Un peu d'écoulement sanguin par les fistules après l'exploration du canal.

15. Cautérisation des trajets fistuleux avec le galvanocautère, on enfonce profondément le fil de platine dans chaque fistule; douleur vive. — On place ensuite une sonde à demeure (sonde anglaise) dans l'urèthre ; quoique le malade ait uriné avant l'opération, la vessie contient de l'urine.

16. Léger écoulement purulent par les fistules, petites eschares aux orifices, pas de fièvre. Il semble qu'il s'écoule un peu d'urine par les fistules malgré la sonde.

29. On change la sonde.

30. Injection iodée dans les trajets fistuleux.

2 novembre. Le malade se plaint de ressentir des douleurs dans le canal. L'urine coule abondamment par les fistules. La fistule placée à côté de l'anus paraît fermée. On change la sonde à demeure qui était rugueuse et altérée.

3. Les douleurs ont cessé.

13. On change la sonde. Depuis le 9, cautérisation tous les jours avec la teinture d'iode.

17. On enlève la sonde qui fatigue le malade, les fistules laissent encore passer un peu d'urine, surtout celle qui se trouve sur le côté du scrotum.

28. Injection de teinture d'iode dans le canal.

22. Le malade urine presque autant par les fistules que par le canal.

30. Le malade se sonde lui-même chaque fois qu'il a envie d'uriner ; depuis lors il ne s'écoule plus d'urine par les fistules, celle de l'anus est cicatrisés.

9 décembre. Plus du tout d'écoulement par les fistules.

17. Le malade ne perd plus d'urine par ses fistules, les orifices fistuleux sont en bonne partie cicatrisés.

20. De nouveau un peu d'écoulement d'urine par une des fistules de droite. On remet une sonde à demeure.

28. On laisse la sonde, encore un peu d'humidité au niveau de la fistule de droite.

5 janvier. La sonde à demeure est retirée depuis huit jours, le malade urine sans sonde, sans qu'il s'écoule d'urine par la fistule ; cependant deux fistules sont encore ouvertes à l'extérieur.

12. Les orifices fistuleux tendent plutôt à se fermer.

15. Injection de teinture d'iode.

22. On cautérise de nouveau avec la pile les deux trajets qui persistent et on met une sonde à demeure.

23. Engorgement inflammatoire autour des points cautérisés.

29. L'engorgement a disparu.

11 février. Il ne s'écoule plus d'urine par les fistules, les urines sont claires. On change la sonde.

19. On change la sonde.

22. Injection de teinture d'iode dans le seul trajet fistuleux qui persiste, sur le scrotum à droite de la ligne médiane.

26. On continue les injections de teinture d'iode.

14 mars. Le malade a eu peu de fièvre hier. On cesse les injections.

20. Il ne s'écoule pas une goutte d'urine par les fistules.

2 avril. Les fistules sont fermées, état général excellent.

4. Les fistules sont fermées, le malade a exercé durant plusieurs nuits une compression sur son périnée avec une pelote de bandage herniaire au moment de la miction.

11. Exeat pour Vincennes.

Observation V.

Rétrécissement de l'urèthre; fistules urinaires; uréthrotomie interne; cathétérisme fréquemment répété.

C... (Henri), âgé de 30 ans, entré, le 8 février 1872, salle Saint-Vincent, n° 18.

Antécédents. — Le malade a eu, en 1859, une chaudepisse qui a duré longtemps; dix-huit mois après, un abcès qui s'est ouvert dans le rectum; puis, dix-huit mois plus tard, un troisième abcès au périnée, qui s'ouvre au dehors et laisse un trajet fistuleux. La fistule guérit; mais, en 1868, un quatrième abcès apparut au périnée et fut suivi d'une fistule qui ne se ferma pas; quelquefois elle reste cinq à six jours sans couler. Le malade dit n'avoir jamais suivi de traitement régulier. Il ne souffre pas actuellement; mais la gêne considérable qu'il ressent depuis six mois le décide à entrer à l'hôpital.

Depuis plus de quatre ans, le malade a un rétrécissement qui lui permet néanmoins d'uriner par la verge. Avant 1868, il s'est fait sonder, et alors on lui a passé, dit-il, les nos 16, 17, 18, 19; mais depuis, il a cessé tout traitement. Le 8 février, on lui a passé le n° 13.

Exploration. — Le n° 19 va jusqu'au bulbe; il y a un ressaut dans la fosse naviculaire. Le n° 13 passe avec un ressaut; le 14 passe, le 15 passe aussi, mais en forçant un peu. Le malade urine tous les quatre à cinq heures, et à chaque miction il s'échappe quelques gouttes par les fistules. Une sonde-bougie n° 15 est introduite et vide la vessie. On lui laisse cette sonde, avec défense expresse d'uriner sans se sonder.

12. Le toucher rectal indique que la fistule vient aboutir au niveau de la prostate. Un stylet, introduit par la fistule inférieure, se dirige obliquement de haut en bas et d'avant en arrière, et son extrémité est sentie entre le sphincter et le bec de la prostate, presque sous la muqueuse rectale, et, en le déviant un peu à droite, il pénètre de 4 centimètres 1/2 à 5 centimètres. L'orifice externe de cette fistule se trouve au fond d'une sorte de vulve située en avant de l'anus, juste sur le raphé, à deux travers de doigt de l'anus. D'autres trajets fistuleux sont étagés à la racine du scrotum et forment une sorte de cordon qui va se perdre à gauche de l'urèthre, et ne semble pas communiquer avec la fistule de la ligne médiane.

14. Le n° 16 passe.

15. Le n° 17 passe. Le malade se sonde lui-même. Désormais, défense de se sonder lui-même.

16. Le n° 18 passe avec difficulté.

17. Le n° 18 passe. Il s'écoule quelques gouttes de sang.

19. Le cathétérisme, pratiqué avec le même numéro, est douloureux et amène quelques gouttes de sang.

20. Le n° 18 passe : on le laisse à demeure pendant dix minutes. Il s'écoule un peu d'urine par les fistules.

21. Le n° 19 passe. Il remplit tout le canal, et reste dix minutes.

23. Les nos 18 et 19 passent. Le malade urine beaucoup moins par la fistule.

24. Le n° 19 passe avec douleur; il ne coule pas de sang. L'écoulement par la fistule n'est pas très-abondant.

26 et 27. Le n° 19 passe, mais non le n° 20.

28. Les nos 17 et 18 passent avec douleur et sont suivis d'un écoulement de quelques gouttes de sang.

29. Repos jusqu'à samedi.

2 mars. Depuis une semaine, on est arrêté au n° 19. On se décide à faire une scarification avec l'instrument Civiale, qui ne franchit pas très-aisément le rétrécissement; l'incision se fait très-facilement. On introduit le n° 18 à demeure. Quelques gouttes de sang au début.

3. Nuit bonne, sans fièvre.

5. Un peu de fièvre hier.

7. Hier, un peu d'urine sanguinolente. Pas de fièvre. Les fistules ne coulent plus.

11. Repos.

12. On passe facilement le n° 20.

15. On passe le n° 20; le malade le garde quelques minutes.

16. Nos 20 et 21. Les fistules ne suintent pas.

18. Nos 20 et 21. La fistule périnéale coule un peu.

19. Injection iodée dans la fistule périnéale.

20. Introduction du stylet; le stylet le plus fin, qui a pénétré dans la direction indiquée le 12 février, n'entre plus que de 0,01 cent. au lieu de 0,04 à 0,05 cent. Encore un peu d'urine par la fistule. Nos 20 et 21 passent.

21. Abcès à la marge de l'anus. Incision.

23. Le malade se sonde seul, chaque fois qu'il a envie d'uriner, pour empêcher l'urine de passer par les fistules.

26. Les parties périphériques de la fistule ne sont pas sensibles; l'induration est moins considérable. Suintement léger.

28. L'induration diminue.

30. Il ne passe plus d'urine par les fistules. Marche vers la guérison.

3 avril. Même état.

5. Le malade continue à se sonder lui-même, chaque fois qu'il a envie d'uriner.

6. Les trajets fistuleux se ferment.

10. Rien de nouveau.

12. Les fistules guérissent. Il ne coule plus d'urine.

18. Les fistules sont guéries. Même état.

19. Idem.

20 avril 1872. Le malade sort guéri. Il se sonde très-irrégulièrement et se livre à de fréquents excès alcooliques.

15 juin 1873. Le malade rentre à l'hôpital.

16 et 17. Accès de fièvre. — Sulfate de quinine, bains, repos au lit.

20. *Exploration*. — Le n° 18 passe, mais avec plusieurs ressauts. Malgré la perméabilité du canal, les fistules se sont reproduites depuis quelques jours; de plus, testicule syphilitique.

23. Trajet induré à la partie inférieure du scrotum, se dirigeant vers l'urèthre, sous forme de cordon très-dur, du volume du pouce environ.

25. Le malade se sonde avec le n° 18, chaque fois qu'il a besoin d'uriner.

1er juillet. Le malade quitte l'hôpital; il se sonde avec un n° 18. Il ne sort pas d'urine par les fistules. L'induration du scrotum a sensiblement diminué.

Août 1874. M. Guyon revoit le malade. Il continue à se sonder de temps à autre. Les fistules ne se sont pas rouvertes ; l'induration du scrotum a presque entièrement disparu. Une sonde n° 18 pénètre facilement dans la vessie.

Cautérisation des fistules. — Avant de passer au troisième groupe de faits dans lequel la gravité des lésions nécessite une intervention active et énergique, nous allons dire quelques mots de la cautérisation des fistules qui ne constitue pas à elle seule un traitement complet, mais qui peut servir d'adjuvant précieux dans le cas où l'on agit soit au moyen de l'uréthrotomie interne, soit au moyen du cathétérisme fréquemment répété, ou de la sonde à demeure, soit même, comme nous le verrons, après l'incision des trajets fistuleux.

Nous renvoyons, pour l'historique de cette question au Traité de M. Voillemier, à la page 434, où il rapporte la pratique des chirurgiens des XVIe, XVIIe et XVIIIe siècles, et énumère les nombreuses substances dont ils se servaient pour la cautérisation des fistules. Au commencement de ce siècle, Amussat (1) ne conseille l'usage des caustiques que dans les cas où il sort très-peu d'urine par les fistules. Brodie, au contraire, grand partisan de la cautérisation, et fort peu de la sonde à demeure, conseille, lorsque l'ouverture de la fistule est large, d'exciter le fond avec le nitrate d'argent, et de retarder la cicatrisation de l'orifice extérieur avec la potasse caustique.

Depuis lors, un grand nombre d'auteurs ont employé chacun une substance particulière, depuis les trochisques

(1) Amussat. Loc. cit., p. 183.

de minium, le nitrate d'argent, les teintures d'iode et de cantharide, la sulfate de zinc et la potasse caustique, jusqu'au cautère actuel. Actuellement, on n'emploie plus ces caustiques que dans les cas relativement simples, et nous n'avons pas la prétention de discuter leurs avantages respectifs.

M. Thompson, qui insiste beaucoup sur l'emploi de ces agents, recommande, comme Brodie, de cautériser profondément les fistules avec un stylet d'argent mou et flexible, revêtu de nitrate d'argent fondu, et porté rapidement à l'intérieur du trajet sur une sonde cannelée préalablement introduite. M. Guyon a eu aussi l'occasion de se servir de ce caustique, qui lui a donné dans certains cas de bons résultats. Il fait aussi un usage fréquent de la teinture d'iode injectée dans l'intérieur des trajets fistuleux.

Mais, comme nous le voyons dans les observations 2, 3, 4, 5, il n'emploie les caustiques que comme traitement accessoire, combiné avec l'usage de la sonde à demeure ou le catéthérisme fréquemment répété.

Les cautérisations au fer rouge ont aussi été fréquemment employées, et déjà Pierre de Marchettis (1) en faisait un fréquent usage pour brûler les callosités autour de l'urèthre et des parties voisines; il avait soin de ne pas toucher à l'urèthre, et, dans les cas de fistule scrotale, joignait la cautérisation à l'incision des trajets fistuleux. Nous reviendrons plus loin sur la méthode de Bonnet (de Lyon), qui combine la cautérisation au fer rouge avec l'incision profonde des fistules, et nous terminons en reconnaissant aux caustiques une utilité incontestable

(1) Voillemier. Loc. cit., p. 435.

comme adjuvant dans le traitement des fistules urinaires.

A la suite de la cautérisation, nous ne ferons que mentionner la pratique de M. Diday (de Lyon), qui a employé la compression au moyen d'un coussin de caoutchouc gonflé d'air, que le malade applique fortement contre son périnée chaque fois qu'il va uriner et pendant quelques minutes après la miction.

Heister et Chopart ont aussi préconisé ce mode de traitement, et nous voyons dans l'observation IV, que nous avons rapportée à propos du traitement par la sonde à demeure, un malade se servir de sa pelotte herniaire pour comprimer sa fistule au moment de la miction.

CHAPITRE IV.

TROISIÈME GROUPE.

Fistules compliquées d'indurations.

Nous allons passer maintenant à l'étude du troisième groupe de faits, c'est-à-dire à l'étude du traitement des fistules rebelles, compliquées d'une induration très-considérable du canal et des parties voisines, telles que le périnée et les bourses. Ce sont ces fistules qui persistent indéfiniment en donnant issue à un écoulement plus ou moins abondant d'urine; elles s'accompagnent d'une déformation parfois très-considérable du périnée et des bourses, d'une irritation chronique de toutes les parties baignées par l'urine, et résistent à tous les traitements que nous venons de passer en revue, tels que l'uréthrotomie interne, la sonde à demeure ou les cautérisations.

Le malade désire être débarrassé à tout prix de cette infirmité et réclame une opération. Que convient-il de faire? quelle est la conduite à tenir? Plusieurs opérations ont été proposées dans ce but. Ce sont : 1° l'incision du trajet fistuleux combinée ou non à la cautérisation; 2° l'uréthrotomie externe; 3° enfin l'excision des fistules associée à l'uréthrotomie interne ou à la divulsion.

Nous allons discuter ces différentes opérations et voir dans quels cas elles conviennent. Mais nous devons dire tout d'abord que la question ne nous semble point encore complètement jugée.

Incision. — Ce procédé est déjà en usage depuis fort longtemps dans le traitement des rétrécissements compliqués de fistules.

Heister, déjà, dans ses *Institutions de chirurgie*, t. III, p. 177, puis Chopart, Boyer et Bérard, ont recommandé et fréquemment employé ce mode de traitement que désapprouve Desault : « Lorsqu'il existe des fistules urinaires au périnée on se propose, dit ce dernier, de suivre une autre méthode. Ce procédé consiste à introduire des bougies par une des fistules, jusqu'à ce que l'on soit parvenu à les faire entrer dans le canal, et de là dans la vessie; à substituer ensuite à ces bougies une sonde cannelée et à fendre à l'aide de cette sonde toutes les parties comprises entre la fistule et le col de la vessie...

« Ce procédé ne paraît guère rationel. L'incision faite au-delà de l'obstacle et placée entre le rétrécissement et la vessie, ne touche nullement à la cause du mal; et pour arriver à une guérison radicale, il faudra toujours en revenir aux sondes introduites dans l'urèthre pour détruire l'obstacle. »

Nous ne partageons l'opinion de Desault que relativement à la destruction de l'obstacle; il est évident qu'il faut avant tout, comme M. Cocteau l'a énoncé dans sa thèse, rendre au canal de l'urèthre son calibre, sa souplesse, ses propriétés en un mot. Mais une fois cette première indication remplie, [et cela contrairement à l'opinion de Bonnet (de Lyon) (1), qui veut que l'on agisse en première ligne sur les fistules], nous croyons avec bon nombre de chirurgiens que l'incision peut, dans certains cas, être d'un grand secours pour la guérison des trajets.

Voyons maintenant dans quelles circonstances ce traitement a été préconisé et dans lesquelles il nous paraît applicable.

« Si les fistules sont entretenues par le décollement des bourses, dit Chopart, et qu'une compression exacte ne suffise pas à en opérer la réunion, on facilite le recollement par une incision pratiquée sur les côtés du scrotum et portée jusqu'à la dénudation; s'il existe des clapiers et s'ils dépendent de l'étroitesse de l'ouverture, ou de sa situation dans un lieu peu favorable à l'écoulement du pus, on agrandit cette ouverture en prolongeant l'incision jusque dans le foyer du dépôt (2). »

Et plus loin (p. 430) : « Il arrive quelquefois que, malgré le rétablissement du cours de l'urine par l'urèthre, il subsiste des callosités qui empêchent la consolidation du trajet fistuleux.....; lorsque ces duretés sont très-anciennes et s'étendent plus profondément, leur résolution s'opère lentement. On doit continuer l'usage des

(1) Gay. Du traitement des fistules urinaires du périnée et des bourses par l'incision et la cautérisation. Th. de Paris, 1851.

(2) Chopart. Traité des maladies des voies urinaires, notes de Ségalas. (Encyclopédie des sciences médicales). Paris, 1855, p. 428.

cataplasmes émollients, des lotions fondantes. Si la fistule fournit toujours du pus, on agrandira son ouverture, soit avec les caustiques, soit avec le bistouri. Si dans le trajet on découvre un ou plusieurs sinus, on les incisera pour en découvrir la source. »

Ainsi, Chopart recommande de pratiquer l'incision des fistules, soit extérieurement et superficiellement, dans les cas où il existe un décollement de la peau, soit plus profondément dans les cas de sinus, de clapiers ou de callosités existant sur le trajet des fistules et empêchant leur cicatrisation.

Boyer (1) pratiquait l'incision exactement dans les mêmes circonstances. M. Thompson est aussi partisan de l'incision des trajets fistuleux « pratiquée jusqu'à l'urèthre, ou presque jusqu'à lui, afin d'obtenir une plaie nouvelle de bonne nature et de provoquer une cicatrisation du fond vers la surface. Une simple incision qui porte sur le trajet fistuleux peut parfois assurer le libre écoulement du pus jusqu'alors plus ou moins emprisonné dans des cavités irrégulières qui, tant qu'elles existent, forment un obstacle invincible à la réparation des tissus... (2). »

Civiale, sans rejeter absolument l'incision, croit qu'il est bon de la réserver pour des cas exceptionnels et qu'il faut s'abstenir autant qu'on peut de diviser des tissus indurés et presque cartilagineux (3).

Nous ne voulons pas nous étendre plus longtemps sur ce sujet; les incisions ne constituant pas à elles seules une véritable méthode de traitement, comme le dit fort

(1) Boyer. Loc. cit., p. 271.
(2) Thompson. Loc. cit., p. 279.
(3) Civiale. Loc. cit., t. II, p. 452.

bien M. Voillemier, « et n'étant qu'un moyen accessoire, très-utile, soit pour retirer un corps étranger logé dans la fistule, soit pour donner un écoulement facile aux matières altérées contenues dans un clapier. » Nous reconnaissons après lui qu'elles doivent être larges et profondes. Voici le mode opératoire qu'il conseille. Le chirurgien commence par introduire aussi loin que possible une sonde cannelée dans la fistule; avec la main gauche il en soutient le pavillon, tandis qu'avec la main droite il glisse dans sa cannelure un bistouri droit de manière à faire une incision ayant la forme d'un angle dont la pointe correspond à l'urèthre et la base à la peau. Ce débridement ne provoque, en général, qu'un écoulement de sang insignifiant. La plaie ne tarde pas à s'enflammer, les faces indurées se vascularisent et se ramollissent, elles se couvrent de bourgeons charnus et se cicatrisent assez rapidement si l'on a pris soin de les soustraire en contact de l'urine (1). »

M. Cocteau partage la même manière de voir sur l'utilité de l'incision, il ajoute que l'on peut réunir plusieurs fistules, par ce moyen, qu'il est très-avantageux de combiner avec le cathétérisme répété.

Dans un cas que nous avons observé l'année dernière, M. Guyon a pratiqué une large incision libératrice sur les tissus indurés réunissant ainsi plusieurs fistules sans toutefois suivre exactement leur trajet. Il a combiné cette méthode avec le passage dans le canal d'un instrument mousse du n° 25 environ. Après le débridement des tissus indurés, l'instrument a pénétré facilement jusque dans la vessie; le canal lui-même était souple, ce qui a dispensé

(1) Voillemier. Loc. cit., p. 432.

de l'ouvrir et de pratiquer l'*uréthrotomie externe*. La guérison de ce cas assez complexe ne s'est pas fait attendre. Nous reviendrons du reste, à propos de l'excision des fistules, sur un mode opératoire à peu près semblable. Avant de donner cette observation, disons quelques mots de la pratique de Bonnet (de Lyon), qui joignait à l'incision des trajets leur cautérisation au fer rouge.

Ce chirurgien (1) pratique une série d'incisions, sur toutes les fistules, et dans toute leur étendue, de manière que leurs sections viennent converger vers une incision centrale. Dans certains cas il est obligé de fendre le scrotum en deux et d'inciser tout le périnée. Cela fait, il lie les artères volumineuses, promène des fers rouges sur toute la surface de la plaie, et ne s'arrête qu'après l'avoir rendue complètement noire. Ce n'est que trois semaines, ou un mois après cette première opération, que Bonnet divise le rétrécissement par l'uréthrotomie interne ou le dilate. Nous avons déjà dit ce que nous pensions de cette dernière manière de faire, qui semble cependant avoir donné d'assez bons résultats dans 3 observations rapportées par M. Gay dans sa thèse.

Quant à la cautérisation au fer rouge, nous nous rangeons à l'avis de M. Voillemier. Ce chirurgien ne rejette pas absolument le cautère actuel, qu'il a employé lui-même plusieurs fois sur des trajets fongueux préalablement incisés, mais il s'élève avec force contre la pratique de Bonnet qui éteint huit ou dix fers rouges dans la plaie, fait quelquefois, en outre, des applications de pâte au chlorure de zinc, et s'expose de la sorte à léser l'urèthre et à causer de grandes pertes de substance.

(1) Philipeaux. Traité prat. de la cautérisation, Paris 1856, p. 523.
(2) Bonnet. Gazette des hôpitaux, 1855.

Observation VI.

Rétrécissement ; abcès urineux ; fistules urinaires ; incision des fistules ; guérison.

Ph. (A.), âgé de 56 ans, entré le 14 novembre 1873, salle Saint-Vincent, n° 7, à Necker, service de M. Guyon.

Antécédents. — Première chaudepisse à 23 ans, mal soignée ; elle dure très-longtemps. Difficulté pour uriner depuis plus de dix ans. La difficulté augmentait après les excès alcooliques. Il y a sept ans, le malade a été atteint d'une rétention d'urine complète qui a duré un jour. A cette époque, il a été traité par la dilatation ; ce traitement a duré trois mois. Pendant six mois, le malade a continué à se sonder de temps à autre, puis a cessé tout traitement. Pendant quatre ans, après la dilatation, la miction a été facile.

En 1874, il a eu un abcès urineux. Cet abcès s'est ouvert spontanément au périnée, et il en est résulté deux fistules donnant écoulement à un peu d'urine.

En octobre de la même année, la gêne de la miction augmentant, il est entré à Lariboisière, où on a dilaté son canal et incisé ses fistules. Il en sort, se passant facilement un n°14, et urinant encore un peu par la fistule antérieure.

En novembre 1872. Le malade entre à Necker, urinant en partie par le canal et en partie par les fistules. On le dilate jusqu'au n° 21

En décembre. Il est pris de douleurs rénales très-vives, avec fièvre frissons durant près de deux mois, puis de cystite, et l'on est obligé d'interrompre le traitement. Urines troubles, muco-purulentes.

En février 1873. La fièvre et les douleurs rénales ayant presque complètement disparu, on lui fait dans la vessie des injections de nitrate d'argent au 1/500e ; l'état général s'améliore et l'urine s'éclaircit.

En mars. Le malade quitte l'hôpital, urinant encore un peu par la fistule antérieure et se passant un n° 14, dont l'introduction détermine encore quelquefois des accès de fièvre.

Jusqu'au mois de novembre, la miction est assez facile, mais le 10 novembre il est pris tout à coup de fièvre, de frisson, avec gêne de la miction et douleurs vives en arrière des bourses. Le malade ne peut pas dormir la nuit.

Le 14. Il se décide à entrer à l'hôpital.

15 novembre. On constate la présence d'un abcès de la grosseur

d'une noix situé immédiatement en arrière des bourses. On l'incise exactement sur la ligne médiane du périnée : il en sort du pus fétide.

Le 17. Pas de fièvre, le périnée est dégonflé.

Le 22. Depuis l'incision, le malade ne souffre plus ; la plaie est presque entièrement cicatrisée, il sort encore un peu d'urine par la fistule antérieure.

L'explorateur n° 20 ne passe pas au méat.

Le n. 17 pénétre jusque dans la vessie, mais fait sentir un épaississement du canal siégeant au niveau de l'abcès.

Le 3. On explore les trajets fistuleux, situés au-dessous de l'ouverture de l'abcès urineux et un peu à gauche. Le stylet pénètre dans une étendue de 5 centimètres environ, en se dirigeant vers la fosse ischio-rectale, sans que l'on puisse le sentir par le toucher rectal. L'ouverture antérieure laisse pénétrer le stylet dans une profondeur de 6 centimètres, et son extrémité est sentie immédiatement en avant de l'anus.

Le 6. Débridement des trajets fistuleux jusqu'à l'urèthre. On pratique une incision oblique à droite vers sa partie supérieure et de 7 centimètres environ de longueur. Après avoir pratiqué cette incision, on constate que le canal laisse passer un conducteur spécial correspondant au n. 25, sans que l'on ait pratiqué d'incision du canal ni à l'intérieur ni à l'extérieur. On place une sonde n. 18 à demeure.

Le 8. Pas de fièvre ; la sonde a bien fonctionné. On l'enlève.

Le 9. Etat général excellent ; le malade urine à plein jet et la plaie ne laisse pas passer d'urine.

Le 15. La plaie est très-belle. On la cautérise avec le nitrate d'argent ; depuis deux jours il sort un peu d'urine par la plaie.

Le 17. La plaie a un bel aspect.

Le 22. La plaie se cicatrise rapidement.

Le 30. Le malade urine peu par la plaie depuis quelques jours.

2 janvier 74. La plaie presque entièrement cicatrisée ne donne plus issue qu'à sept ou huit gouttes d'urine à chaque miction.

Le 3. On passe facilement une sonde n. 18 jusque dans la vessie.

Le 5. Cauterisation au nitrate d'argent.

Le 7. La plaie est pansée au styrax. Elle est un peu blafarde.

Le 14. Plaie belle. Nouvelle cautérisation au nitrate d'argent.

Le 27. Idem. Il ne s'écoule plus d'urine par la plaie.

7 février. Après avoir laissé le malade un mois sans lui passer de sonde ; on introduit facilement un n. 17 dans la vessie.

Le 8. Il passe de nouveau un peu d'urine par la plaie.
Le 9. Cautérisation de la plaie avec le nitrate d'argent.
Les 15, 17, 20, 23, 25. Idem.
7 mars. Cautérisation avec l'appareil galvano-caustique.
Le 16. On passe un n. 17. Il ne passe plus d'urine par la plaie.
Le malade sort guéri, urinant facilement et les fistules entièrement cicatrisées, le 23 mars 1874.

2° *Uréthrotomie externe.* — Notre intention n'est pas de discuter ici la question si vaste et si controversée de l'uréthrotomie externe. Nous voulons simplement indiquer dans quels cas cette opération nous paraît applicable au traitement des rétrécissements compliqués de fistules urinaires.

La méthode qui consiste à inciser l'urèthre, dans les cas des fistules urinaires, ne date pas d'aujourd'hui; déjà Ledran, en 1725, pratiqua cette opération sur un officier anglais, qui avait le périnée et les bourses couturés de fistules. Il introduisit avec peine une sonde jusque dans la vessie, la laissa quelques jours à demeure, puis la remplaça par une autre, et lorsque le canal eut atteint un calibre suffisant, il fit l'*incision* comme pour la taille (c'est-à-dire en arrière du rétrécissement), et plaça une sonde en plomb à demeure dans le canal; au bout de peu de temps, l'urine s'écoula en totalité par la verge (1).

2° Après lui, Chopart reconnaît que, dans le cas où une sonde introduite par la fistule, et conduite de là jusque dans la vessie, est insuffisante pour calmer les douleurs, et assurer le libre cours de l'urine, il faut inciser le col de la vessie et y placer une canule à

(1) Ledran. Observations de chirurgie, 1731, t. II, p. 145.

demeure, jusqu'à ce qu'on puisse la remplacer par une sonde traversant tout l'urèthre (1).

Boyer réserve l'ouverture de l'urèthre et du col vésical, pour les cas exceptionnels où l'incision profonde, et l'excision des fistules ne suffisent pas à amener la guérison. Pour faire cette incision, dit-il (2), on substitue à la bougie ou à la sonde élastique mise dans la plaie, une sonde cannelée, obtuse à son extrémité ; on conduit le long de sa cannelure un couteau droit, avec lequel on incise le trajet fistuleux, ainsi que la partie membraneuse de l'urèthre et le col de la vessie. On fait ensuite glisser sur cette sonde cannelée une canule qu'on laisse à demeure, pour porter l'urine au dehors et empêcher qu'elle ne se répande à travers les orifices fistuleux qui se rendent dans la plaie. Bientôt la suppuration s'établit dans toutes les parties engorgées, et les callosités diminuent tant en dureté qu'en volume. Alors l'introduction des bougies dans l'urèthre devient plus facile, et lorsque le canal peut recevoir une sonde de gomme élastique, on y en passe une qui, pénétrant dans la vessie, rend la canule inutile et permet à la plaie de se cicatriser.

Viguerie (3), chirurgien en chef de l'Hôtel-Dieu de Toulouse, ayant eu l'occasion de pratiquer la taille, pour retirer une sonde qui s'était cassée dans la vessie d'un homme dont le périnée était criblé de fistules, vit au bout de quarante jours l'urine cesser de couler par la plaie et toutes les fistules se cicatriser entièrement. Frappé de ce brillant résultat, il voulut ériger cette opé-

(1) Chopart. Loc. cit., pp. 435 et 436.

(2) Boyer. Loc. cit., p. 275.

(3) Viguerie. De la cure radicale des fistules urinaires par l'opération de la boutonnière, in Journal hebdomadaire, 1834, t. I, p. 184.

ration en méthode et obtint deux nouveaux succès.

Bérard (2) signale les dangers de cette opération. « Il est aisé de prévoir, dit-il, que le malade sera exposé à certains accidents, à cause de la phlébite, de l'infection purulente, de la fièvre hectique; il est bien aisé de prévoir aussi que, bien souvent, on ne réussira pas à rétablir la continuité du canal, après l'avoir incisé; et pour ces motifs, je répète qu'une semblable opération doit être faite seulement dans les cas où l'affection a rendu la vie insupportable ou impossible. »

« Dans certains cas où l'uréthrotomie externe avec conducteur est indiquée, dit Thompson, on devra s'arranger pour comprendre la fistule dans l'incision, auquel cas on peut généralement compter sur un heureux résultat.

« Le liquide s'écoulant par une courte voie, les parties antérieures sont soustraites à son influence nuisible, et leur état va en s'améliorant. » Toutefois, il considère comme fort rares les occasions où ces mesures deviennent nécessaires.

M. Guyon regarde aussi l'uréthrotomie externe comme une opération exceptionnelle dans le traitement des rétrécissements compliqués de fistules urinaires. Il a eu cependant l'occasion de la pratiquer trois fois au moins et dans des circonstances bien différentes. Dans les deux premiers cas, il s'agissait de rétrécissements infranchissables; la présence des fistules rendit l'opération moins difficile et moins incertaine dans ses résultats. Mais ici elle fut pratiquée, autant pour remédier aux accidents généraux déterminés par une rétention d'urine incomplète, et pour guérir le rétrécissement, que pour amener l'oblitération des fistules.

(1) Bérard. Dict. de méd. en 30 vol., t. XXX, p. 132.

Nous allons donner l'observation résumée d'un de ces cas, qui a déjà été publié dans la thèse de M. Cocteau, à la page 56.

Dans le troisième fait de M. Guyon, il s'agit d'un homme atteint d'un rétrécissement traumatique compliqué de fistules périnéales multiples; on pouvait pénétrer avec un instrument peu volumineux (bougie 4) jusque dans la vessie, mais le canal lui-même était induré, et l'on fut obligé de l'inciser dans une étendue de 4 à 5 centimètres.

L'étendue du rétrécissement obligea en outre M. Guyon à combiner l'uréthrotomie interne avec l'uréthrotomie externe. En effet (comme il l'a fait remarquer cette année dans une leçon clinique), lorsqu'un malade porte des rétrécissements multiples, étendus de la racine de la verge au bulbe, si on voulait les traiter uniquement par l'uréthrotomie externe, il faudrait inciser les parties molles et diviser le canal dans une étendue de 12 cent. au moins, ce qui n'est pas praticable; aussi propose-t-il, dans ce cas, de diviser les premiers rétrécissements moins durs et moins étroits par l'uréthrotomie interne, et de réserver l'ouverture extérieure pour les points les plus étroits et les plus indurés siégeant en général au niveau du bulbe.

Outre cette opération d'uréthrotomie externe sur conducteur, M. Guyon pratiqua plusieurs fois le débridement ou l'excision des indurations avoisinant le canal, bien décidé à l'ouvrir, si cela était nécessaire; mais, ayant reconnu que les parois mêmes du canal n'étaient pas indurées, il put se dispenser de pratiquer cette dernière opération. Nous reviendrons du reste sur ces faits à propos de l'excision.

Observation VII.

Rétrécissement de l'urèthre infranchissable; infiltration d'urine; fistules urinaires; uréthrotomie externe; guérison.

Le nommé X..., entré le 29 septembre 1867, salle Saint-Vincent, service de M. Guyon à Necker.

Antécédents. — Le malade déclare n'avoir jamais eu de blennorrhagie; mais il a eu des chancres indurés en 1845 : traitement mercuriel.

En 1860, il éprouve les premières difficultés pour uriner et ne fait aucun traitement. Le jet diminue peu à peu, devient filiforme, et le malade finit par uriner goutte à goutte; il a des accès de fièvre, il est maigre et jaune.

Enfin le 26 septembre 1867, suppression complète des urines. Dans la soirée il s'aperçoit d'une tuméfaction des bourses ; une incision profonde améliore sa situation. Malgré cela l'infiltration augmente, et dans la journée du 29 le malade remarque que ses urines s'écoulent par trois fistules siégeant à la racine de la verge, l'une à sa face inférieure, l'autre sur sa partie latérale, la troisième est périnéale.

État actuel. — Il entre à l'hôpital le 29 au soir avec son infiltration, ses fistules et son rétrécissement. Toute tentative de cathétérisme échoue, l'état général s'aggrave. Dans le courant de février 1868, on passe des bougies qui n'arrivent pas dans la vessie. Des bougies de baleine s'engagent pendant plusieurs jours très-profondément; on s'aperçoit bientôt qu'elles suivent une fausse route qui conduit à la face interne de la fesse.

6 mars. M. Guyon pratique l'uréthrotomie externe; le malade est chloroformisé; on introduit dans l'urèthre jusqu'au rétrécissement le cathéter de Syme modifié par Nélaton. La branche aiguë est piquée dans les tissus et sa pointe vient tomber dans la cannelure du cathéter. Une incision d'environ 4 centimètres et demi est faite en arrière, puis les tissus sous-jacents sont disséqués couche par couche. Dans cette dissection un abcès urineux est ouvert, puis deux ou trois artérioles sont divisées et liées. Enfin le bistouri arrive à la cannelure du cathéter, et ouvre longitudinalement l'urèthre au niveau du rétrécissement, dans une étendue de 2 centimètres et demi. Après quelques recherches on voit l'urine couler, on introduit dans le bout postérieur de l'urèthre un stylet; puis une petite bougie sur laquelle est conduite une sonde à bout coupé

n. 17, qui est ensuite ramenée vers le méat. L'urine sort abondamment et la sonde est fixée à demeure. Pansement avec des boulettes de charpie imbibées d'eau de Pagliari. Bandage en T.

Le 12. Aucun accident n'a eu lieu, et la plaie commence à bourgeonner.

Le 22. On change la sonde pour la première fois. On a eu soin d'introduire préalablement une tige de baleine à traver la sonde dans la vessie. Cette tige sert de conducteur à la nouvelle sonde. La suppuration est de bonne nature; la plaie se rétrécit rapidement.

Les 25 et 26. Le malade remarque qu'une faible quantité d'urine s'écoule par la plaie, le long de la sonde. Ce petit accident dure peu. On change la sonde tous les sept ou huit jours.

25 avril. La cicatrisation est presque complète et le malade demande à quitter l'hôpital; il sort et revient tous les cinq ou six jours faire changer sa sonde.

15 mai. On enlève définitivement la sonde; le malade urine parfaitement, et il vient pendant quelque temps tous les matins se faire passer une sonde n. 8.

5 octobre. Le malade revient, la guérison s'est maintenue, il se passe tous les deux jours une bougie n. 18.

En avril 1869, la malade revient encore; la guérison est parfaite. Depuis cette époque jusqu'en 1874, le malade continue à venir tous les trois mois à Necker se faire passer une sonde; la guérison persiste.

Observation VIII.

Rétrécissement de l'urèthre traumatique; fistules urinaires; uréthrotomie externe; guérison.

Le nommé M. (Frédéric), âgé de 53 ans, entré le 8 octobre 1874 à l'hôpital Necker, salle Saint-Vincent, n. 10, service de M. Guyon. Sorti le 3 janvier 1875.

Antécédents. — Jamais de chaudepisse. Coup de pied de cheval au périnée il y a huit mois. Hémorrhagie abondante. On sonde le malade avec difficulté; l'hémorrhagie dure trois jours; la difficulté à uriner persiste; elle augmente peu à peu, et au bout de deux mois le malade est pris de fièvre, de douleurs très-vives en urinant, et sent une tumeur volumineuse faire saillie au périnée.

La tumeur augmente, les bourses s'infiltrent, puis l'abcès s'ouvre seul, et il se forme une fistule, d'abord au pli génito-crural gauche, puis trois jours plus tard au périnée et enfin au niveau de l'anus un mois plus tard.

Soulagement considérable après l'ouverture de la première fistule, issue de pus, puis d'urine. Les orifices fistuleux se bouchent pendant quelques jours, puis se rouvrent. Depuis ce temps-là le malade urine par le canal goutte à goutte et souvent involontairement.

Etat actuel. — Etat général passable, un peu d'amaigrissement, plus de fièvre. La prostate est de dimension moyenne, souple. L'explorateur n. 21 est arrêté à un travers de doigt en arrière du scrotum ; la partie antérieure du canal est libre ; le n. 9 est arrêté au même point. De petites bougies collodionnées et recourbées ne passent pas ; bougie en cire appliquée une demi-heure au-devant du rétrécissement.

Examen des fistules. — Premier orifice fistuleux dans le pli génito-crural gauche. Un peu à gauche du raphé périnéal, second orifice par lequel passe un peu d'urine. Plus en arrière, troisième orifice fistuleux en partie fermé et petite poche urineuse. Induration prononcée et épaississement du canal et des parties voisines ; au niveau de ces deux dernières fistules, un peu de fièvre.

10 octobre. On pénètre avec le n. 4 très-serré, on le laisse à demeure ; le soir, le malade urinant par la fistule et ressentant de la douleur, on enlève la petite bougie ; un peu de fièvre.

Le 12. La fièvre est tombée ; pas de nouvelles tentatives.

Le 16. On remet une petite bougie à demeure ; lavement laudanisé.

Le 18. Uréthrotomie externe. On introduit dans la vessie un conducteur d'uréthrotome cannelé sur la convexité. On fait glisser sur ce conducteur un instrument mousse spécial du volume d'un n. 25 de la filière Charrière qui vient buter contre la partie antérieure du rétrécissement. Le malade étant endormi et placé comme pour la taille, on pratique une incision de 6 centimètres, étendue du scrotum jusqu'au rectum, à travers les tissus indurés, épaissis et lardacés du périnée jusqu'à ce qu'on arrive à mettre à nu le conducteur. On essaie alors, mais en vain, de pousser l'instrument mousse jusque dans la vessie, et on est obligé de terminer l'opération en pratiquant l'uréthrotomie interne sur la paroi supérieure du canal. On passe une sonde à demeure du n. 15 ; très-peu de sang ; pansement avec de la charpie sèche et un bandage en T. Pas de fièvre le soir de l'opération.

Le 19. Urines un peu sanguinolentes; le malade pisse bien par la sonde. On change les parties externes du pansement.

Le 20. Urines claires, plaie en bon état, pas de fièvre.

Le 22. La plaie est très-belle, pas de fièvre.

Le 23. Un peu de diarrhée.

Le 24. Encore une selle diarrhéique, un peu de fièvre. T. 38,6; léger frisson. Bismuth, 6 gr.

Le 25. Encore un peu de diarrhée; un peu d'œdème des bourses, plaie en bon état.

Le 26. Ce matin un peu de sang s'est écoulé entre la sonde et le canal.

Le 27. Plus de diarrhée, l'écoulement de sang n'a pas continué, le gonflement des bourses a diminué.

Le 28. On enlève la sonde à demeure dix jours après l'opération. Il sort un peu d'urine par la plaie; la sonde est gâtée, mais non incrustée de phosphates.

Le 29. La charpie qui recouvre la plaie est à peine mouillée; le malade a uriné facilement par la verge. Plaie rosée, très-belle.

1er novembre. Ce matin la charpie n'est pas mouillée du tout.

Le 4. Le périnée est en très-bon état; il ne s'écoule plus du tout d'urine par la plaie.

Le 5. Un peu d'incontinence d'urine la nuit.

Le 10. La plaie est presque entièrement cicatrisée.

Le 12. Incontinence d'urine la nuit.

Le 19. Les lèvres de la plaie sont cautérisées au nitrate d'argent.

Le 22. On commence le cathétérisme, aucune bougie n'a été passée depuis; le 18 octobre, jour de l'opération, le n. 18 passe très-facilement.

Le 26. L'incontinence nocturne persiste.

Le 28. N. 18 passe facilement.

2 décembre. N. 18 et 20 idem.

Le 4. N. 19 et 20.

Le 6. N. 20 et 21.

Le 10. Electrisation du canal à l'entrée de la portion membraneuse pour lutter contre l'incontinence d'urine qui persiste un peu la nuit. Plaie entièrement cicatrisée.

Les 14 et 16. Nouvelle électrisation de la région membraneuse.

Le 22. Encore un peu d'incontinence nocturne. Le malade se passe lui-même le n. 20.

Le 25. Les n. 20 et 21 passent.

Le 29. Toujours un peu d'incontinence nocturne.

3 janvier. L'incontinence d'urine a presque entièrement disparu ; le malade sort pissant à gros jet ; la plaie est entièrement cicatrisée.

3° *Excision.* — Dans un certain nombre de cas, l'incision ne suffit pas pour amener la guérison des fistules urinaires. Quoique le calibre du canal soit rétabli, les portions indurées, formées d'un tissu résistant, et comme cartilagineux, n'ont aucune tendance à se rapprocher, et l'ouverture fistuleuse persiste.

Aussi dans ces cas, quelques chirurgiens ont-ils proposé d'inciser ces indurations, ces callosités, comme les appelaient les auteurs. Ce mode opératoire, préconisé par Ledran (1), Chopart (2), et d'autres, a été condamné par Desault. Il était presque totalement abandonné, lorsque, dernièrement, il a été remis en honneur par M. Voillemier, qui en a fait une opération méthodique.

Ledran dans un cas que nous avons mentionné à propos de l'uréthrotomie externe, excisa à deux reprises différentes des callosités siégeant au périnée et qui empêchaient la cicatrisation des fistules de s'opérer. Chopart reproche à Ledran de faire de l'excision une méthode générale et de vouloir la substituer à la sonde à demeure.

« Ledran et ses contemporains ne se bornaient pas à pratiquer ces incisions, dit-il, ils excisaient, ou retranchaient aussi les callosités qui accompagnaient les trajets fistuleux; elles leur paraissaient être de l'essence de la fistule, quoiqu'elles n'en soient qu'une complication accidentelle. Les connaissances plus exactes de leurs successeurs sur la nature et le traitement de ces fistules

(1) Ledran. Obs. de chirurgie, 1731, t. II, p. 145.

(2) Chopart. Loc. cit., pp. 431 et 435.

ont fait abandonner la doctrine de ces chirurgiens, et ont garanti les malades de ces excisions inutiles et quelquefois dangereuses. »

Plus loin, cependant, le même auteur reconnaît que, dans quelques cas exceptionnels, la pratique de Ledran est utile.

« S'il arrive cependant, dit-il plus loin, que ces fistules se multiplient, qu'elles soient compliquées de beaucoup de callosités, et d'un tel engorgement de l'urètbre, que les urines coulent très-peu ou point par la verge, il faut d'abord tenter l'introduction d'une algalie d'enfant ou d'une bougie fine de corde à boyau, dans l'orifice du gland, les enfoncer doucement et le plus avant qu'il sera possible, appliquer des cataplasmes émollients sur le scrotum et le périnée, faire prendre des bains. *Si ces moyens sont infructueux*, si les fistules rendent du pus avec abondance, si le malade a des envies continuelles d'uriner et des douleurs de vessie, si ses urines s'échappent difficilement par les ouvertures fistuleuses, s'il a de la fièvre et de l'insomnie, s'il tombe dans l'amaigrissement, il est à craindre que ces accidents n'augmentent et ne l'exposent au danger de périr. On ne doit pas alors hésiter à faire une incision profonde et d'une grande étendue au périnée sur le trajet des fistules, comme le fait Ledran.

« *Il ne sera nécessaire d'emporter une partie des callosités ou des téguments endurcis, et criblés d'ouvertures fistuleuses qu'autant qu'ils paraîtront désorganisés.* »

Boyer ne fait guère que rappeler les paroles de Chopart au sujet des indications de l'incision et de l'excision, qu'il réserve aussi pour des cas tout à fait exceptionnels (1).

(1) Boyer. Loc. cit., p. 271.

Bien avant Boyer, Heister (1) avait recommandé l'incision combinée à l'excision et à la suture.

Amussat, dans ses Leçons sur les rétentions d'urine (2), combat cette méthode de traitement.

« Le procédé qui consiste à enlever avec le bistouri les parties indurées et calleuses qui entourent l'orifice externe des fistules, et à réunir ensuite les bords de la plaie par des points de suture, après avoir préalablement introduit une sonde dans le canal, doit être entièrement rejeté. En effet, quelque précaution que l'on prenne, on n'empêche jamais l'urine de venir baigner cette plaie; on court le risque d'agrandir l'orifice, et si l'on veut porter des points de suture jusque sur la muqueuse uréthrale, celle-ci, ne présentant point assez de résistance se déchire, et on aggrave ainsi le mal que l'on voulait guérir. »

Depuis lors l'excision était tombée à peu près dans l'oubli, et les auteurs récents n'en font guère mention que pour la condamner. « Cette pratique, dit M. Cocteau (3), suivie d'accidents très-graves, est abandonnée aujourd'hui. Les indurations, les callosités, après la suppression de l'écoulement de l'urine, se ramollisent et se résorbent peu à peu. »

L'année dernière, M. Voillemier, dans un travail remarquable publié dans la *Gazette hebdomadaire* (4), a décrit un nouveau mode opératoire qu'il a employé dans les cas de fistules anciennes, accompagnées d'une induration

(1) Heister. Institutions de chirurgie, t. III, p. 777.

(2) Amussat. Leçons sur les rétentions d'urine publiées par A. Petit, 1832.

(3) Cocteau. Des fistules uréthrales chez l'homme, Paris, 1869, p. 60.

(4) Voillemier. Gaz. hebd., 12 juin, p. 379 et suiv. De l'excision d'une partie du périnée comme moyen de traiter les fistules uréthro-périnéales.

« considérable des tissus, alors surtout qu'il existe entre l'ouverture uréthrale et les ouvertures cutanées une poche, un véritable clapier. »

« Dans ces cas compliqués, dit-il, l'action des sondes à demeure est toujours lente et souvent impuissante. Quand, à force de persévérance, on croit avoir obtenu un succès complet, il n'est pas rare de voir, après un temps assez court, les ouvertures fistuleuses se rouvrir, etc. »

En présence de ces difficultés, M. Voillemier propose de pratiquer l'excision, non-seulement des trajets fistuleux, *mais d'une partie du périnée.* Nous allons du reste transcrire dans tous ces détails la description de cette opération, parce qu'entre les mains de cet habile opérateur, elle paraît avoir donné d'excellents résultats, et aussi parce qu'elle se rapproche un peu de l'opération pratiquée par M. Guyon dans trois circonstances que nous allons rappeler.

« Lorsque l'urèthre a été suffisamment élargi, préliminaire indispensable, dit M. Voillemier, de toute espèce de traitement, le malade doit être chloroformisé, puis couché sur une table comme pour subir la taille périnéale. Le chirurgien, placé en face de lui, introduit dans la vessie une sonde de gomme de 10 à 12 millimètres, qu'il confie à un aide chargé en même temps de relever les bourses. Alors, mettant le genou droit à terre, ou s'asseyant sur une chaise basse, il essaie de faire pénétrer un stylet dans le trajet fistuleux le plus rapproché du raphé périnéal, de façon à toucher la sonde. Il n'y parvient pas toujours, mais cet examen suffit pour lui permettre de reconnaître approximativement le siége de l'ouverture uréthrale.

« Cette première donnée acquise, l'opérateur soutient

le périnée avec la main gauche posée à plat, et, s'armant d'un bistouri qu'il tient de la main droite, comme une plume à écrire, il fait de chaque côté du raphé une incision courbe, allongée, allant de la racine des bourses jusqu'au devant de l'anus, de manière à circonscrire un espace ovalaire long de 5 à 6 centimètres et large de 4 centimètres, dont le milieu doit correspondre, autant que possible, au point présumé de l'orifice interne de la fistule. Il poursuit ses incisions des parties superficielles aux profondes et de dehors en dedans, pour arriver jusque sur l'urèthre. Pendant cette dissection, il a grand soin de porter de temps en temps l'indicateur de la main gauche, dans la plaie pour reconnaître la sonde qui doit lui servir de point de repère. Quand il est sur le canal, il détache toute la portion des parties molles comprises entre les incisions. On obtient ainsi une *plaie ovalaire* assez profonde, dont les faces latérales sont obliques de dehors en dedans, et dont le fond est occupé par l'urèthre, qui se trouve mis à nu dans l'étendue de 2 centimètres environ. La perforation de ce dernier n'est pas apparente ; mais on trouve sur un des points de la longueur des végétations légèrement saillantes, molles, couleur de lie de vin, qui indiquent d'une manière certaine le siége de l'ouverture interne de la fistule. Il est du reste facile de s'en assurer à l'aide d'un stylet. Ces végétations doivent être respectées, on pourra tout au plus les toucher avec du nitrate d'argent. »

La plaie nettoyée, M. Voillemier fait un premier pansement avec de la charpie sèche, et la laisse cinq jours en place, jusqu'à ce que la suppuration détache les pièces de l'appareil. Puis, le premier pansement levé, il le renouvelle chaque jour, et au bout d'un mois environ, la plaie est entièrement cicatrisée.

M. Voillemier a obtenu dans dix cas une guérison si complète, que c'est à peine s'il restait quelque trace de l'opération. Dans un seul cas, chez un malade lymphatique et épuisé, la cicatrisation a été beaucoup plus lente, et il est resté, de chaque côté de la plaie, deux bourrelets saillants, et entre eux le canal de l'urèthre recouvert d'une couche mince de tissu cicatriciel.

« L'opération ainsi pratiquée, est d'une exécution facile, dit encore M. Voillemier, et la dissection n'exige un peu d'attention qu'au moment où l'on achève de détacher le lambeau, car il y aurait un grave inconvénient à intéresser l'urèthre et à augmenter sa perforation. »

« Le but que je me propose en pratiquant l'excision d'un lambeau du périnée est facile à saisir. Je m'adresse à la source du mal, à la cause qui entretient les fistules ; du moment où l'on a établi une voie large et directe qui fait communiquer au dehors la perforation du canal, on n'a plus à s'occuper des trajets fistuleux si nombreux qu'ils soient, et si loin de l'urèthre qu'ils s'ouvrent. Qu'ils occupent le périnée, les aines, le pubis, la partie supérieure et interne des cuisses, ils ne tardent pas à se fermer d'eux-mêmes, dès qu'ils ne peuvent plus être traversés par les urines. Cette opération présente encore l'avantage de dégager l'urèthre des tissus altérés et d'enlever des clapiers qui peuvent se trouver dans leur intérieur. »

« Pendant toute la durée du traitement, M. Voillemier laisse une sonde à demeure dans la vessie pour détourner le cours des urines, car c'est, selon lui, la condition indispensable de la guérison de toute fistule ; mais son séjour ne se prolongeant pas au-delà d'un mois ou un mois et demi, ne présente pas de grands dangers. Naturellement il conseille, pour empêcher le rétrécissement de se produire, de passer de temps en temps des bougies dans l'urèthre.

L'année passée, M. Guyon, dans trois cas de rétrécissements anciens, compliqués de fistules et d'indurations très-volumineuses occupant la totalité du périnée et des bourses, a été conduit à employer un mode opératoire assez différent de celui de M. Voillemier, mais présentant cependant quelques points communs.

Dans ces trois cas, il se proposait de combiner l'uréthrotomie interne avec l'excision des parties indurées et même avec l'uréthrotomie externe, si cela lui avait paru nécessaire.

Dans ce but, après avoir introduit jusque dans la vessie un conducteur cannelé sur sa convexité, il a dénudé le canal par une longue incision périnéale et excisé largement les portions indurées. Cette première partie de l'opération terminée, il a pratiqué l'uréthrotomie interne sur la paroi inférieure du canal, puis remplaçant la lame de l'uréthrotome par un instrument spécial, mousse et convexe, du volume du n° 25 de la filière Charrière, il a pu le faire pénétrer facilement jusque dans la vessie, ce qui lui a prouvé que le canal était libre dans toute son étendue, et qu'il était inutile d'inciser le canal lui-même.

Dans les deux premiers cas, les choses se sont passées très-simplement ; il n'est survenu aucune espèce de complication et la guérison a été complète. Mais, dans un troisième, des accidents d'infiltration urineuse, de fièvre urineuse et de gangrène du scrotum, enlevèrent promptement le malade déjà fort affaibli avant l'opération, et l'on trouva à l'autopsie le canal lésé sur une assez grande étendue.

Depuis lors, M. Guyon a renoncé à ce mode opératoire ; il pense que l'uréthrotomie interne pratiquée sur la paroi inférieure, vasculaire et irrégulière, présente des dangers, et qu'il est préférable d'inciser la paroi supérieure plus unie, plus courte, plus fixe et mieux soutenue par les corps caverneux. Il croit, en outre, qu'il vaut mieux ne pas pratiquer les deux opérations (uréthrotomie interne et excision des fistules) simultanément, et désormais, il a l'intention de commencer par rétablir le calibre du canal au moyen de l'uréthrotomie interne, et de pratiquer l'excision des fistules quelque temps seulement après cette première opération.

Résumé. — Avant de donner les trois observations d'excision auxquelles nous venons de faire allusion, qu'il nous soit permis de résumer ici, en quelques mots, le traitement qui nous paraît le plus avantageux dans ce troisième groupe de retrécissements, compliqués de fistules graves, persistantes, accompagnées d'indurations périnéales et scrotales.

1° Avant tout, il faut rétablir le calibre du canal par la dilatation, l'uréthrotomie interne ou la divulsion.

2° Cette première indication remplie, l'*incision* des fistules, alors que les indurations ne sont pas trop considérables, l'*excision* des parties indurées dans la majorité des cas, et enfin l'*uréthrotomie externe*, lorsque les parois, mêmes du canal sont malades, nous paraissent les trois modes de traitement les plus convenables pour assurer la guérison.

Disons en terminant, comme M. Guyon nous l'a fait observer, et comme semble bien l'indiquer l'observation n° 10, qu'une fois le calibre de l'urèthre rétabli et les fistules incisées et excisées, il faut savoir attendre et ne pas trop se hâter de pratiquer de nouvelles cautérisations. Quant à la sonde à demeure, que M. Voillemier laisse toujours dans le canal, jusqu'à la cicatrisation complète de la plaie, nous croyons que dans certains cas, où il existe de la cystite et de l'uréthrite, il n'y a pas grand inconvénient à l'enlever avant cette époque, et que la cicatrisation de la plaie et la guérison des fistules, n'en est pas beaucoup retardée. Cette dernière opinion n'est pas encore basée sur un nombre suffisant d'observations pour pouvoir être admise sans réserve.

Observation IX.

Rétrécissement de l'urèthre; fistules urinaires; uréthrotomie interne; excision.

Ch., âgé de 52 ans, entre le 2 novembre 1873, salle Saint-Vincent n. 16, à l'hôpital Necker, dans le service de M. Guyon. Il y a vingt ans environ cet homme eut une première blennorrhagie, et depuis plusieurs écoulements. Il y a quinze ans, il éprouva de la difficulté à uriner, et enfin il vit se produire, il y a cinq ans, des fistules périnéales.

En 1871, ce malade entre à l'hôpital Saint-Antoine où il est sondé, pendant quinze jours, avec le n° 9, et au bout de ce temps, il sort de cet hôpital avec de la fièvre. Depuis ce moment jusqu'au jour de son entrée à Necker, il ne subit aucun traitement.

L'exploration donne les résultats suivants :

N. 20. Arrêt dans la fosse naviculaire.

N. 16. Arrêt en arrière du scrotum et ressaut dans la portion pénieme.

N. 12 et n. 8. Arrêt au même point. Le canal saigne facilement.

Le n. 4 passe, mais est serré. Le malade garde cette bougie pendant dix minutes. Urines troubles et chargées d'un dépôt abondant de muco-pus.

7 novembre. — *Examen du périnée.* Sur le côté droit du raphé, à très-peu de distance de l'anus, série d'indurations s'étendant jusqu'à l'ischion. La plus externe de ces indurations est encore à l'é-

tat phlegmoneux et donne passage à de l'urine, quoique celle-ci passe en majeure partie par le canal de l'urèthre.

Sur la ligne médiane : noyaux d'induration de trois à quatre centimètres de longueur et paraissant rejoindre profondément les noyaux de droite. A ce niveau l'induration est entièrement fibreuse.

Toucher rectal. Le long de la branche droite de l'ischion jusqu'à la prostate, on sent une induration se continuant avec les indurations extérieures. Cette induration interne est moins prononcée que l'induration externe.

Les explorateurs, jusqu'au n. 8, sont arrêtés à près de quatre cen timètres de la partie la plus antérieure de l'induration médiane.

Le 8. On pratique l'uréthrotomie interne combinée avec l'excision des fistules.

Le malade endormi, on introduit dans le canal un conducteur cannelé sur sa face inférieure. On pratique une incision médiane au perinée, de cinq centimètres environ de longueur. Une autre incision oblique part de la première et s'étend en arrière et à droite du côté de la fosse ischio-rectale ; on tombe sur des parties indurées et abcédées, et l'on excise un triangle de peau et de tissu cellulaire induré, compris entre les deux incisions. Cette première partie de l'opération terminée, on pratique l'uréthrotomie interne par le procédé Maisonneuve, mais sur la face inférieure. La lame de l'uréthrotome est remplacée par un instrument du volume du n. 25 environ de la filière Charrière, qui pénètre facilement jusque dans la vessie. On ne sent plus aucune induration le long du canal dans les régions périnéale et scrotale, ce qui dispense de pratiquer l'uréthrotomie externe. Une sonde du n. 17 est placée à demeure dans la vessie.

Soir. T. 39. La sonde fonctionne bien. Les urines sont à peine rosées.

Le 9. La fièvre est tombée, la plaie est belle, il ne sort pas d'urine par la plaie. Urines alcalines odorantes.

Le 10. On lave la vessie et enlève la sonde.

Le 11. Pas de fièvre. L'urine ne passe pas par les plaies, mais le malade urine fréquemment.

La plaie est en bonne état. Les urines sont troubles.

Le 12. Etat général très-bon. Urines sales et muco-purulentes.

Le 13. Les urines sont plus propres. Aucun écoulement d'urine par les plaies. Celles-ci sont très-belles; on les remplit de boulettes de charpie et par-dessus on applique un cataplasme. Aucune douleur en allant à la garde-robe.

Le 14. Toujours apyrexie, mais peu d'appétit. Un peu de diarrhée (bismuth avant les repas). Urines sales, brûlant le canal.

Le 17. La plaie est très-belle. Bon appétit. Selles sanguinolentes causées par des hémorrhoïdes.

Le 19. Les urines cessent de déposer; c'est la première fois, depuis trois ans, que les urines sont aussi belles.

Le 24. Cul-de-sac d'un centimètre environ de profondeur à l'angle inférieur de la plaie.

Le 26. Incision du cul-de-sac et ablation des parties indurées situées entre cette incision et l'incision première.

Le 29. La bougie n. 18 passe facilement. Premier sondage depuis l'opération.

3 décembre. Les plaies du périnée sont presque complètement cicatrisées. On introduit un cathéter Béniqué n. 38 qui fait saigner le canal.

Le 13. On repasse une bougie ordinaire n. 16.

Le 15. On passe une bougie n. 18.

Le 29. Le malade ne souffre pas en urinant; les urines contiennent un léger dépôt. Un petit point de la plaie n'est pas encore cicatrisé, il n'y passe pas d'urine.

2 janvier 1874. Les urines sont assez belles; il existe encore un très-léger dépôt. On passe un n. 19 qu'on retire aussitôt.

Exeat 20 janvier 1874. Urinant facilement; depuis l'excision des fistules, il n'est pas sorti une goutte d'urine par la plaie, quoique la sonde ne soit restée que quarante-huit heures à demeure.

Observation X.

Rétrécissements multiples; fistules urinaires; uréthrotomie interne; excision des indurations périnéales; guérison.

Le nommé Pr., âgé de 41 ans, entre le 1er septembre 1873, à l'hôpital Necker, salle Saint-Vincent n. 11; service de M. Guyon.

Antécédents. — Le malade est venu une première fois à l'hôpital en juin 1869, il a eu une première blennorrhagie durant trois mois. Trois ans après nouvelle blennorrhagie avec rétention d'urine pendant quarante-huit heures.

Cathéterisme avec une sonde en gomme volumineuse. Après cet accident, il est resté quatre ans urinant moins bien, plus lentement et plus souvent; mais il vidait sa vessie; à cette époque, nouvelle rétention d'urine ; on ne peut pénétrer dans la vessie; bains émollients. Depuis lors, la difficulté pour uriner a toujours été en augmentant.

A son entrée à l'hôpital, le 1er juin, le malade présente un amaigrissement notable, et accuse, depuis plusieurs mois, des accès de fièvre répétés.

2 juin. L'exploration du canal dénote la présence de nodosités dans les trajets périnéal et scrotal. On passe assez facilement la bougie n. 4. Au toucher rectal on trouve une tumeur dure sans bosselures, un peu douloureuse à la pression, tumeur formée par la vessie distendue par l'urine; on ne peut distinguer nettement la prostate. On laisse une sonde n. 5 à demeure.

8. Pas d'appétit, douleur rénale à gauche ; on enlève la sonde à demeure. Ventouses scarifiées.

9. La région rénale est moins douloureuse à la pression.

11. Nouvelles douleurs rénales à gauche. Ventouses sèches.

15. Amélioration notable, plus de douleur rénale.

18. Essais d'uréthrotomie interne, (lame 23). Mais le conducteur de l'uréthrotome Maisonneuve ne peut être introduit. On se sert de l'uréthrotome Charrière. Sonde à demeure n. 8.

19. Un peu de fièvre, on retire la sonde à demeure.

24. Un peu de muco-pus dans les urines. La tumeur sentie par le rectum a diminué.

26. On passe la bougie n. 8.

28. On passe la bougie n. 9.

30. On passe la bougie n. 10. Les urines deviennent un peu plus troubles.

2 juillet. Nouvelles uréthrotomie interne Maisonneuve (lame n. 23. Sonde n. 13 à demeure.

3, 4 et 5. Pas de fièvre.

6. La tuméfaction due au bas-fond vésical a sensiblement diminué. On délimite nettement la prostate.

8. On passe la bougie n. 19.

9. Fièvre intense, miction tous les trois quarts d'heure, douleur vive dans la vessie et le canal. Douleur rénale à droite. Langue sale.

10. Fièvre. Urines sanguinolentes ; douleur rénale à droite. Ventouses. Lavement laudanisé.

21. Le malade quitte l'hôpital, la miction se fait bien.

Une fois sorti de l'hôpital, le malade néglige de se sonder; néanmoins, il urine assez bien jusqu'en 1872, mais son jet diminue de nouveau, et il se décide à rentrer à l'hôpital le 16 janvier 1872. A sa rentrée, on trouve le malade amaigri, et présentant autour de la portion bulbaire une induration s'étendant jusqu'à la racine de la verge, légèrement douloureuse au toucher.

17. L'explorateur n. 19 est arrêté à la racine de la verge; le n. 9 s'avance jusqu'au périnée, et le n. 7 parcourt tout le canal.

18. On passe le n. 8.

20. On passe les n. 11 et 12.

23. On passe les n. 12 et 13.

27. On passe le n. 14. Le malade sort sur sa demande; la tuméfaction a plutôt diminué.

Le malade rentre de nouveau le 1er septembre 1873. Aucun accident ne s'est manifesté depuis sa sortie; il se sondait avec le n. 12 et urinait bien. Mais depuis quelque temps il s'était aperçu d'une petite grosseur indolente au niveau de la racine de la verge et à la partie postérieure du scrotum. Depuis le 8 juin, la tumeur avait grossi notablement et était devenue douloureuse.

A son entrée, le 1er septembre, on constate une petite tumeur au périnée, et surtout à la partie postérieure des bourses ; douleur vive, accompagnée de rougeur des téguments et de tuméfaction des bourses et de la racine de la verge. Incision le soir même de son entrée sur la ligne médiane du périnée, issue de pus en abondance et puis d'urine.

2, 3 septembre. L'infiltration des bourses diminue, mais le gonflement de la verge persiste.

6. L'infiltration de la verge ayant augmenté, on fait deux nouvelles incisions, l'une sur la partie antérieure du scrotum, l'autre sur la partie dorsale de la verge.

10. L'infiltration a presque entièrement disparu. L'urine s'écoule presque en totalité par la plaie périnéale.

20. La plaie périnéale se ferme. On passe facilement la sonde n. 12. On constate une induration considérable du canal au niveau du scrotum et du périnée.

24. On ne peut faire passer le n. 10.

28. On ne peut introduire aucune bougie, il en est de même pendant plusieurs jours.

7 octobre. On pénètre avec une bougie de cire.

10. Le n. 4 passe assez facilement, on le laisse à demeure.

20. On enlève le n. 4 qui était à demeure et l'on passe le n. 7 qu'on laisse à son tour.

25. On change la bougie à demeure.

27. Gonflement des bourses et de la racine de la verge; on enlève la bougie à demeure.

29. Le gonflement a augmenté. Nouvel abcès urineux ouvert par le bistouri. Le malade demande une opération définitive.

3 novembre. Tout le périnée est induré de même que le scrotum et la racine de la verge. On trouve une première ouverture fistuleuse à la racine de la verge. A partir de ce point, il existe une induration considérable se dirigeant sur le côté droit de l'urèthre, vers la branche descendante du pubis du côté correspondant. Dans toute la portion scrotale, l'urèthre est d'ailleurs complètement entouré d'indurations fort épaisses, un peu moins étendues à droite qu'à gauche.

Immédiatement en arrière du scrotum, on trouve un second orifice fistuleux plus considérable, reposant sur une induration qui se confond avec celle précédemment décrite, et qui se termine à trois travers de doigt de l'anus.

La prostate est un peu volumineuse. On essaie le cathétérisme. Le n. 20 est arrêté en avant de la première ouverture fistuleuse : le n. 15 se trouve arrêté à 3 centimètres plus loin, mais il est impossible de préciser le siége exact, à cause des indurations. On n'obtient pas de renseignements plus précis avec le n. 8.

Introduisant alors un stylet dans la fistule postérieure, on pénètre à 6 centimètres environ. Un autre stylet introduit dans la fistule antérieure ne s'enfonce que de 4 centimètres. Mais les deux stylets tendent à se rencontrer sur le milieu du scrotum sans arriver à se toucher. De plus, une sonde cannelée conduite dans la fistule postérieure s'enfonce en arrière de 3 centimètres et de 6 centimètres en avant. De cette double exploration, il résulte qu'il existe une vaste poche dans l'intérieur du scrotum, qu'elle dépasse en arrière.

On fixe l'opération pour le 5 novembre. On prépare le malade par une purgation et quelques doses de sulfate de quinine.

5 novembre. Le malade étaut anesthésié, on passe jusque dans la vessie un conducteur d'uréthrotome cannelé sur sa convexité. Ceci fait, on pratique l'incision des fistules périnéale et scrotale.

Au périnée, après avoir pratiqué une longue incision réunissant les trajets fistuleux, on excise les portions indurées qui les entourent. On met ainsi à nu la paroi inférieure du canal de l'urèthre, mais sans pénétrer dans son intérieur.

Au scrotum, on fait une incision le long du raphé en ayant soin de ne pas pénétrer dans la tunique vaginale; on réunit ensuite par un drain les deux incisions périnéale et scrotale. Ce premier temps de l'opération achevé, on pratique l'uréthrotomie interne sur la paroi inférieure du canal avec la lame n. 23.

On enlève ensuite la lame de l'uréthrotome, que l'on remplace par un instrument mousse du n. 26 environ. Cet instrument pénètre facilement dans la vessie et démontre que les parois du canal ne sont pas indurées. On place alors à demeure une sonde n. 16.

6. Le malade n'a pas de fièvre; il a uriné un peu de sang.

7. Les urines sont claires; on enlève la sonde à demeure. Le malade va très-bien.

8. La miction se fait très-bien par le canal; il sort un peu d'urine par la plaie qui est superbe. On trouve un peu de dépôt muco-purulent dans les urines.

10. La quantité d'urine qui s'écoule par la plaie diminue.

12. Les urines ne sortent presque plus par la plaie; le jet est plus gros; les urines moins chargées de pus.

13. Les noyaux d'induration diminuent; le malade urine de moins en moins par la plaie.

24. Premier cathétérisme depuis l'opération; le n. 18, puis le n. 21 passe facilement.

3 décembre. L'urine coule toujours un peu par la plaie; on enlève la sonde.

4. On passe le n. 21. 6. Idem.

10. On cautérise avec le crayon de nitrate d'argent la fistule antérieure, qui seule donne passage à un peu d'urine.

14, 16, 18, 20. Nouvelles cautérisations.

22. Il sort encore quelques gouttes d'urine par la fistule antérieure. Les indurations ont beaucoup diminué, elles sont cependant encore assez marquées au niveau de l'orifice antérieur du drain. On passe facilement le n. 21. Le malade sort sur sa demande.

5 août 1874. M. Guyon revoit le malade. Les fistules sont entièrement cicatrisées; le scrotum est parfaitement souple et présente sa forme et son aspect normaux.

Le malade urine facilement.

Observation XI.

Rétrécissements multiples; fistules urinaires; uréthrotomie interne; excision périnéale; mort.

Le nommé The..., âgé de 63 ans. Entré le 10 juillet 1863. Mort le 1er janvier 1874.

Antecédents. — Première blennorrhagie à 29 ans, avec chancres. Six mois après, dilatation par M. Ricord; puis aucun traitement pendant vingt ans environ. Difficulté pour uriner quinze ans après le premier traitement. A l'âge de 50 ans, en 1860, il entre dans le service Civiale. Uréthrotomie interne; le malade s'en va pissant bien, se sonde irrégulièrement avec une bougie en cire et rentre une année après. Deuxième uréthrotomie : le malade reste trois mois dans le service, il en sort pissant bien, se sonde irrégulièrement; reste guéri pendant cinq ans. Il y a deux ans, troisième uréthrotomie par M. Civiale, reste un an pissant bien. Difficulté pour uriner depuis un an. Depuis un mois 15, à 20 mictions par jour, douloureuses, accompagnées de fièvre et de frissons qui reviennent chaque semaine.

Etat actuel. — Canal dur dans tout son étendue, surtout à la région bulbaire. Vessie vide. Prostate normale; rien au niveau des reins.

Exploration. — L'explorateur 20 est arrêté au milieu de la portion pénienne. Explorateur 18 arrêté à la racine de la verge; ramené il fait apercevoir des ressauts au milieu de la portion pénienne; n. 13, au milieu des bourses; n. 6, au bulbe; bougie fine id.

18 mai. Une bougie fine ne passe pas.

20. Idem. Infiltration d'urine dans la loge pénienne. Un peu de tuméfaction à gauche de l'anus. Rien du côté de la prostate. Douleur dans le canal en urinant.

21. Incision sur la ligne médiane du périnée, s'étendant presque jusqu'à l'urèthre.

22. Le malade souffre moins. Les parties voisines du périnée sont bien dégorgées, celui-ci est moins sensible à la pression. Vessie vide. On engage une bougie en cire.

23. Il urine à la fois par le canal et par la plaie,

24. Frissons répétés; issue d'urine par la plaie; on introduit le doigt dans la plaie et on en désunit les bords; de l'urine purulente sort par l'ouverture.

27. Les parties sont dégorgées, le malade va bien, la dureté persiste en dehors de l'incision ; les tissus redeviennent plus souples au point incisé.

29. L'induration diminue, un peu d'urine sort par la plaie.

2 juin. On passe une bougie de cire.

15. Idem. En courbant une bougie de baleine, on pénètre plus profondément dans le canal. Le malade garde sa bougie quelques jours.

18, 20 et 25. Essais infructueux.

28. On croit avoir pénétré avec une bougie fine jusque dans la vessie.

29. Elle était recourbée, on l'a retirée.

1er juillet. Depuis deux jours, bougies en cire placées à l'entrée du rétrécissement; la bougie n° 5 pénètre dans le rétrécissement.

2. Dévoiement, pas de frisson, thé au rhum, laudanum, bismuth.

5. Le dévoiement a disparu, puis revient et disparaît de nouveau le 25 janvier.

30. Une bougie en baleine n° 6 pénètre dans la vessie.

31. Bougie n° 5; on la laisse à demeure jusqu'au 4 août; on essaie alors de passer le conducteur de l'uréthrotome, mais il ne pénètre pas jusque dans la vessie.

11 août. Uréthrotomie avec uréthrotome Charrière, on ne peut pas introduire la sonde; les premiers rétrécissements seuls ont été sectionnés. Vessie vide, le malade a un accès de fièvre immédiatement après l'opération.

12. Nouvel accès de fièvre dans la journée, le malade pisse mieux, urines normales.

13. Pas de fièvre.

16. Le malade se passe lui-même le n° 6.

21. Il pisse bien, se passe un n° 8.

3 septembre. Sort sur sa demande.

Rentré le 1er janvier 1870.

Il vide sa vessie, n'a ressenti aucune douleur du côté de la vessie ou des reins; il n'a pas eu de fièvre. Il urine deux ou trois fois par jour; amélioration persistante mais insuffisante.

4. Essais infructueux de cathétérisme avec une petite bougie; le n° 6 s'engage, on la laisse incomplètement introduite.

5. Hier, le malade a fini de s'introduire la petite bougie n° 6.

8. Le n° 6 s'engage dans le rétrécissement, mais ne le franchit pas.

12. Le 7 passe facilement jusque dans la vessie.

18. Idem.

22. Uréthrotomie interne, lame n° 23, sonde 16; introduction du conducteur difficile.

23. Pas de fièvre.

24. On enlève la sonde le 23 au soir. Le malade urine facilement.

25. Douleurs du côté droit et fièvre dans la nuit, mais le malade a uriné facilement ; urines normales.

28. La douleur du côté a disparu, ainsi que la fièvre.

5 février. Dilatation, le 16 est serré, le 13 passe facilement.

7. N° 13.

15. On passe les Béniqué 26, 27, 28.

16. — 29 et 30.

18. — 31, 32, 33.

19. — 33 et 35.

25. — 35.

1er mars. On passe la bougie n° 15. 3. Cathéter 35, 36, 37.

4. Le n° 15. 12. Exeat, on lui passe le 17.

De 1870 à 1872, le malade ne s'est sondé que trois fois dans les deux ans ; urine difficilement depuis quelques mois.

Rentré le 4 janvier 1872 ; on pénètre avec le n° 7 difficilement, facilement avec le 5, on le met à demeure jusqu'au 8 janvier.

8. Le malade a uriné le long de la bougie ; le n° 8 passe serré ; on le fixe à demeure jusqu'au 11 janvier. Canal dur, le n° 8 passe, mais pas le 9.

La dilatation permanente n'a fait avancer que d'un numéro. Essais d'uréthrotomie interne.

13. Canal dur, non dilaté ; introduction difficile du conducteur, qui finalement ne pénètre pas jusque dans la vessie.

17. Le n° 6 à demeure jusqu'au 20 janvier.

20 Le conducteur passe, uréthrotomie interne Maisonneuve.

Lame n° 23, bougie 17. A peine une goutte de sang s'est écoulée pendant l'opération.

21. Un peu de fièvre ; on retire la sonde.

23. La fièvre est tombée.

25. On passe les nos 18 et 19.

26. — 19 et 20.

3 février. Le n° 15 ne passe plus.

6. Le n° 8 passe difficilement, le n° 12 est arrêté au niveau de la prostate, le doigt introduit dans le rectum permet de le faire pénétrer.

8. Le 12, 13 à béquilles.

13. Béniqué 24 à 28 facilement, le 30 difficilement.

14. L'explorateur à boule métallique n° 16 s'arrête au niveau de la prostate.

Le doigt introduit dans le rectum lui permet de franchir l'obstacle.

15. Le 12 et 13 à béquilles.

16. Le 14 et 15.

17. Le 15 passe.

19. Id. Sort le 22 février.

Le malade entre le 10 juillet 1873; le n° 19 est arrêté à la racine de la verge.

Le n° 14 en arrière des bourses.

Le 10, id.; le 8, id.; le 4 pénètre dans la vessie. A partir de la racine du scrotum jusqu'à l'anus, il y a une induration très-notable le long du canal. Ce point induré porte d'ailleurs la trace d'une incision faite il y a trois ans environ. Toucher rectal; on ne sent pas d'induration par le rectum.

30. Bougie en cire n° 16, pour dilater l'antichambre du rétrécissement. On propose au malade l'uréthrotomie externe; il refuse et quitte l'hôpital.

Rentré le 2 décembre.

Explorateur 17 arrêté dans la région pénienne avec plusieurs ressauts au retour; le n° 14 est arrêté au milieu du scrotum.

Les n°s 10 et 8 en arrière des bourses; on pénètre dans la vessie avec une petite bougie en baïonnette collodionnée. Induration du canal depuis la racine des bourses jusqu'à l'anus.

4. Bougie de cire n° 14 environ; on ne peut pénétrer avec une bougie en baïonnette collodionnée.

6. Nouvelles tentatives infructueuses.

15. Nouvelles tentatives; bougie de cire et bougie collodionnée.

17. On pénètre avec une bougie collodionnée n° 4 dans la vessie.

18. On pénètre avec le n° 5, le malade a gardé la bougie deux heures, et l'a enlevée prétendant ne pas uriner.

19. On ne peut la replacer dans le canal.

20 et 21. Bougie en cire pendant une heure dans le canal.

22. Le canal a été de nouveau franchi; on fixe la bougie à demeure.

26. On propose l'uréthrotomie externe au malade qui accepte. On explore la region périnéale et on observe une fistule de 4 centimètres de profondeur presque sur la ligne médiane, un peu à gauche, à égale distance du rectum et des bourses. Prostate un peu volumineuse; pas d'induration en avant; la fistule ne donne écoulement qu'à fort peu d'urine.

27. Le malade est endormi. On introduit une bougie armée, puis le conducteur cannelé sur sa convevité qui entre difficilement. On pratique ensuite une incision de 5 centimètres sur la ligne médiane du périnée un peu à droite de la fistule; on excise ensuite la fistule sur la sonde cannelée; on pénètre dans une petite cavité abcédée. On enlève toute la paroi droite de cet abcès, et les parties cutanées et sous-cutanées indurées comprises entre lui et l'incision médiane. On arrive ainsi tout près du canal qui paraît un peu dur, mais qu'on n'ouvre pas cependant. On pratique ensuite l'uréthrotomie interne sur la paroi inférieure; lame n. 23, sonde n. 18. Soir, pas de fièvre; il s'est écoulé peu de sang depuis l'opération. Le malade a bien uriné par sa sonde.

28. Matin, T. 39,6. Soir, T. 39. On enlève la sonde; le malade a un peu de fièvre; peau chaude, petit frisson le matin.

29; le malade a été à la selle, il pisse facilement, pas de douleurs en urinant, un peu d'œdème des bourses. Soir, T. 39,8. Fièvre vive.

30. Hoquet depuis trois heures du matin, n'a pas dormi de la nuit; l'œdème des bourses a un peu augmenté; périnée un peu tuméfié. Musc, 0,60 cent. Soir, Hoquet; gangrène du scrotum ; le malade a vomi; délire continuel. Etat général déplorable.

31; la gangrène du scrotum augmente. Délire, râles tranchéaux.

1. janvier. Mort.

Autopsie trente heures après la mort. Vessie revenue sur elle-même, très-épaisse, à colonnes; la muqueuse est ardoisée et les artères dilatées; le lobe moyen de la prostate, légèrement saillant, a été coupé par la lame à gauche de la ligne médiane. Cul-de-sac du bulbe très-dilaté, à muqueuse friable; le rétrécissement, situé en avant du bulbe, a été incisé assez profondément. A 5 centimètres du méat commence la queue d'une incision qui gagne en profondeur jusqu'à 11 centimètres du méat; là, sur la paroi inférieure, elle aboutit à l'orifice d'une ancienne fausse route du diamètre d'un porte-plume ordinaire; la fausse route chemine sous la muqueuse dans une étendue de 2 centimètres et demi, et se termine dans une petite cavité tapissée par des détritus membraneux; l'urine s'est un peu infiltrée dans les bourses; les reins sont congestionnés et ont leur substance corticale jaune. Poumons emphysémateux. Cœur hypertrophié; la valvule mitrale est malade.

LIBRAIRIE J.-B. BAILLIÈRE ET FILS.

BEALE. **De l'urine, des dépôts urinaires et des calculs,** de leur composition chimique, de leurs caractères physiologiques et pathologiques et des indications thérapeutiques qu'ils fournissent dans le traitement des maladies. Traduit et annoté par Auguste Ollivier et Georges Bergeron. 1865, in-18 jésus, de xxx-540 pages avec 163 figures. 7 fr.

CIVIALE. **Traité pratique sur les maladies des organes génito-urinaires.** 3e édition. 1858-1860, 3 vol. in-8 avec figures. 24 fr.

CIVIALE. **Traité pratique et historique de la lithotritie.** 1847. 1 vol. in-8 de 600 pages avec 8 planches. 8 fr.

COCTEAU. **Des fistules uréthrales chez l'homme,** par le Dr Cocteau, prosecteur des hôpitaux. Paris, 1869, 1 gr. vol. in-8 de 125 pages. 2 fr. 50

CURTIS (T.-B.) **Du traitement des rétrécissements de l'urèthre par la dilatation progressive.** Paris, 1873, in-8 de 113 pages. 2 fr. 50

GAUJOT (G.) et SPILLMANN (E.). **Arsenal de la chirurgie contemporaine,** description, mode d'emploi et appréciation des appareils et instruments en usage pour le diagnostic et le traitement des maladies chirurgicales, l'orthopédie, la prothèse, les opérations simples, générales, spéciales et obstétricales. 1867-72, 2 vol in-8 de chacun 80 pages avec 1855 figures. 32 fr.

GOSSELIN (L.). **Clinique chirurgicale de l'hôpital de la Charité.** 1873, 2 vol. in-8 avec figures. 24 fr.

GUYON. **Éléments de chirurgie clinique,** comprenant le diagnostic chirurgical, les opérations en général, l'hygiène, le traitement des blessés et des opérés. 1873, 1 vol. in-8 de xxxviii, 672 pages avec 63 figures. 12 fr.

LALLEMAND. **Des pertes séminales involontaires.** 1836-1842. 3 vol. in-8, publiés en 5 parties.

LEDENTU. **Des anomalies du testicule.** 1869, in-8, 168 p. avec fig. 3 fr. 50

MARCHAND (A.-H.). **Étude sur l'extirpation de l'extrémité inférieure du rectum,** par le Dr A.-H. Marchand, prosecteur à l'amphithéâtre des hôpitaux. Paris. 1873, in-8 de 124 pages. 2 fr. 50

MERCIER (A.). **Anatomie et physiologie de la vessie** au point de vue chirurgical. Paris, 1872, 1 vol. in-8 de 85 pages. 2 fr.

THOMSON. **Traité pratique des maladies des voies urinaires,** par sir Henry Thomson, professeur de clinique chirurgicale et chirurgien à University College Hospital, membre correspondant de la Société de chirurgie de Paris, traduit avec l'autorisation de l'auteur et annoté par Edouard Martin, Edouard Labarraque et V. Campenon, suivi des **Leçons cliniques sur les maladies des voies urinaires,** professées à University College Hospital, traduites et annotées par les Drs Jude Hue et F. Gignoux. Paris 1874, 1 vol. gr. in-8 de 1020 pages avec 280 figures, cartonné. 20 fr.

VALETTE. **Clinique chirurgicale de l'hôtel-Dieu de Lyon,** par A.-D. Valette, professeur de clinique chirurgicale à l'école de médecine de Lyon. 1875, 1 vol. in-8 de xii-720 pages, avec fig. intercalées dans le texte. 12 fr.

A. Parent, imprimeur de la Faculté de Médecine, rue Mr-le-Prince, 31.

A. PARENT, imprimeur de la Faculté de Médecine, rue M.-le-Prince, 31.

www.ingramcontent.com/pod-product-compliance
Ingram Content Group UK Ltd.
Pitfield, Milton Keynes, MK11 3LW, UK
UKHW020952230726
13923UKWH00007B/264

9 782019 293352